幼儿卫生学

学习指要

主编　周　劼　王　川
审稿　张晓洪

重庆大学出版社

图书在版编目（CIP）数据

幼儿卫生学学习指要／周劼，王川主编. -- 重庆：
重庆大学出版社，2019.9（2022.10 重印）
ISBN 978-7-5689-1772-8

Ⅰ.①幼… Ⅱ.①周… ②王… Ⅲ.①婴幼儿卫生—
高等学校—教学参考资料 Ⅳ.①R174

中国版本图书馆 CIP 数据核字（2019）第 176566 号

幼儿卫生学学习指要
YOU'ER WEISHENGXUE XUEXI ZHIYAO

周 劼 王 川 主 编

责任编辑：唐启秀　　版式设计：唐启秀
责任校对：万清菊　　责任印制：张 策

*

重庆大学出版社出版发行
出版人：饶帮华
社址：重庆市沙坪坝区大学城西路 21 号
邮编：401331
电话：（023）88617190　88617185（中小学）
传真：（023）88617186　88617166
网址：http://www.cqup.com.cn
邮箱：fxk@cqup.com.cn（营销中心）
全国新华书店经销
重庆华林天美印务有限公司印刷

*

开本：787mm×1092mm　1/16　印张：12　字数：300 千
2019 年 9 月第 1 版　　2022 年 10 月第 5 次印刷
ISBN 978-7-5689-1772-8　定价：34.80 元

编委会

主　编　周　劼　王　川

副主编(排名不分先后)：

　　文　瑜　刘柔町　阮仁梅

　　杨　锐　秦宗芳　程　黎

前　言

　　2011 年教育部在浙江省和湖北省率先开展教师资格"国考"改革试点工作,2015 年开始,教师资格考试已实行了全国统考。新形势下,完善并严格实施幼儿教师职业准入制度,是建设高素质、专业化教师队伍的重要措施。目前,中等职业学校作为幼儿教师职前教育的主要阵地,在幼儿教师的培养上发挥着重要作用。

　　"幼儿卫生学"是学前教育专业课程体系中的核心课程,也是学前教育专业学生学习"幼儿心理学"和"幼儿教育学"的一门基础理论课程。本课程的主要目的是让学生通过学习,掌握婴幼儿生理解剖的特点、生长发育的规律、营养和身心保健的基本知识;同时初步具备开展婴幼儿卫生保健工作的基本技能,并能以婴幼儿的生理解剖特点和生长发育为依据,科学地开展保教工作,制订和执行婴幼儿的生活制度,合理调配婴幼儿的膳食,预防身心疾病和传染病,培养婴幼儿良好的生活卫生习惯,做好安全教育和预防意外事故的工作。为贯彻落实《国家中长期教育改革和发展规划纲要(2010—2020 年)》和《教育部关于开展中小学和幼儿园教师资格考试改革试点的指导意见》,适应当前幼儿师范教育改革的要求和发展,为让学生掌握幼儿卫生与保健工作的相关知识和技能,我们编写了《幼儿卫生学学习指要》,旨在帮助学生构建本学科的知识体系,并通过大量的练习来加深理解和记忆。它不仅能帮助学生应对各级各类考试,而且也能为将来的实际工作打好坚实的理论基础。

　　本书的编写以 2016 年 3 月 1 日施行的《幼儿园工作规程》《3~6 岁儿童学习与发展指南》《幼儿园教师专业标准(试行)》、幼儿园教师资格考试《〈保教知识与能力〉(幼儿园)考试大纲》中的生活指导部分的要求为参考,以人民教育出版社万钫主编的《幼儿卫生学(第三版)》为主要编写依据,同时也参考了华东师范大学出版社出版的张薇主编的《幼儿卫生与保健》等教材。

　　本书的主要内容包括基本概念、知识要点、夯实基础、能力提升、综合检测、历年幼儿教师资格证考试真题和水平检测等几个板块。其中的知识要点部分基本以直观的表格和思维导图的形式呈现,其主要目的是帮助学生归纳总结相关知识,掌握关键词,梳理和建立知识之间的逻辑关系。在编写中,我们遵循学生学习的认知规律,循序渐进地对相关知识进行练习和巩固,以实现将理论知识逐步转化为幼儿园实际工作的能力这一目的;其中的夯实基础部分主要是通过填空题、单选题、判断题和简答题帮助学生熟悉各章节的基础知识,能力提升、综合检测以及水平检测等部分是在夯实基础的基础上通过有一定难度的单选题、判断题和论述题以及材料分析题来突出重点知识和能力训练;在能力提升的答案中给出了解析,其目的是帮助学生知其然,并知其所以然,以便更好地理解相关知识,逐步达到国家幼儿教师资格证考试的相关能力要求。

本书是学前教育专业学生学习"幼儿卫生学",参加各级考试,适应国家幼儿教师资格证考试和具备幼儿园保健工作能力的重要指导用书。

本书由重庆市教育科学研究院周劼组织编写、策划,重庆市女子职业高级中学王川负责样章编写、编写指导及统稿。具体编写分工如下:绪论及第一章:秦宗芳(重庆市大足职业教育中心);第二章:程黎(重庆市龙门浩职业中学校);第三章:文瑜(重庆市涪陵区职业教育中心);第四章第1—3节:刘柔町(重庆市立信职业教育中心);第四章第4—7节:阮仁梅(重庆市綦江职业教育中心);水平检测题:杨锐(重庆市巴南职业教育中心)。

我们在编写本书的过程中,参考和引用了大量专家、学者及教师的成果。在此一并向有关的作者致以衷心的感谢!由于本书作者水平有限,不足和疏漏之处,敬请广大师生在使用过程中提出宝贵的意见和建议,以便在再版时进行修改和完善。

编 者

2019 年 5 月

目　录

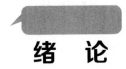

绪 论

■ 基本概念

幼儿卫生学:研究婴幼儿生理解剖特点、生长发育规律、营养和身心保健的一门科学,也是幼儿师范学校的一门重要的专业学科。

知识要点

幼儿卫生学的主要任务	学习幼儿卫生学的意义	学习幼儿卫生学的方法
1.做好婴幼儿的卫生保健工作 2.提高婴幼儿的健康水平	1.掌握开展婴幼儿卫生保健工作的基本知识和技能 2.为学习其他相关专业理论奠定基础	1.理论联系实际 2.养成良好的卫生习惯,以身作则

★ 夯实基础

一、单选题

1.关于幼儿卫生学研究内容的叙述,正确的是( )。

    A.研究婴幼儿生理解剖特点   B.研究婴幼儿生长发育规律

    C.研究婴幼儿的营养   D.以上三项都是

2.关于幼儿卫生学的主要任务的说法,错误的是( )。

    A.研究婴幼儿的机体与环境的相互关系

    B.探寻影响婴幼儿健康的因素

    C.为婴幼儿创造良好的成长环境

    D.促进婴幼儿智力发育

3.关于婴幼儿身心发展特点的叙述,正确的是( )。

    A.身心发展平稳   B.身心不成熟

    C.对外界适应能力强   D.对疾病抵抗力强

4.关于为什么要学习幼儿卫生学的说法,正确的是( )。

    A.婴幼儿身体发展特点的需要

B.家庭、社会对婴幼儿的期望的需要

C.婴幼儿教师职责的需要

D.以上说法都对

5.关于如何学好幼儿卫生学的说法,错误的是( )。

A.掌握幼儿卫生学的基本知识和技能

B.用科学的卫生知识指导实践

C.幼儿教师要以身作则,为幼儿树立榜样

D.以上说法都不对

二、名词解释

幼儿卫生学:

三、简答题

1.幼儿卫生学的内容和任务各是什么?

2.简述学习幼儿卫生学的意义。

第一章
婴幼儿的身体特点

第一节　婴幼儿的生理解剖特点

■ 基本概念

1.**细胞**：人体结构与功能的基本单位。

2.**组织**：结构相似、功能相关的细胞与细胞间质构成的组织。

3.**器官**：不同类型的组织按照一定的次序集合在一起，就构成具有一定形态和功能的器官。

4.**系统**：若干功能相近的器官组成系统，共同执行某一完整的生理功能。

5.**呼吸**：机体吸入氧气并排出二氧化碳的过程。

6.**呼吸运动**：胸腔有节律的扩大与缩小。

7.**消化**：食物通过消化管道的运动和消化液的作用，被分解为可吸收成分的过程。

8.**上行性泌尿道感染**：细菌经尿道上行，到达膀胱、肾脏，所引起的泌尿道感染。

9.**激素**：内分泌腺释放的化学物质，对人体的生长发育、性成熟以及物质代谢等有重要的调节作用。

10.**非条件反射**：生来就具备的本能，是较低级的神经活动。

11.**条件反射**：后天获得的，它建立在非条件反射的基础上，是一种高级的神经活动。

12.**免疫**：人体的一种生理性保护反应，其主要作用是识别和排除进入人体内的抗原性异物（如病毒、细菌等），以维持机体内环境的平衡和稳定。

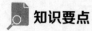

知识要点

一、动作的执行者——运动系统

运动系统的组成	婴幼儿运动系统的特点	婴幼儿运动系统的保育要点
骨	1.骨骼在生长	1.让孩子多在户外活动
	2.婴幼儿骨头比较软	2.教会孩子正确的体姿
	3.脊柱易变形	3.勿猛力牵拉手臂
骨连结	1.肘关节较松	4.进行适度的运动
	2.脚底的肌肉、韧带还不结实	
骨骼肌	1.容易疲劳	
	2.大肌肉发育早,小肌肉发育晚	

脊柱四道弯的形成

骶曲:新生儿已形成

颈曲:3 个月抬头时形成

胸曲:6 个月坐时形成

腰曲:1 岁行走时形成

二、气体交换站——呼吸系统

呼吸系统的组成	婴幼儿呼吸系统的特点	婴幼儿呼吸系统的保育要点
呼吸道	1.呼吸频率快	1.多组织户外活动
	2.鼻咽部细菌易侵入中耳	2.教会幼儿擤鼻涕
肺	3.声带不够坚韧	3.保护嗓子

三、循环不已的运输流——血液循环系统

循环系统的组成	婴幼儿循环系统特点	婴幼儿循环系统保育要点
血液循环系统和淋巴系统	1.年龄越小,心率越快	1.适度锻炼可强心
	2.心肌易疲劳	2.预防动脉硬化始于婴幼儿
	3.可触及浅表的淋巴结	3.炎症会导致淋巴结肿大,注意观察

四、食品加工管道——消化系统

消化系统组成	婴幼儿消化系统特点	婴幼儿消化系统保育要点
消化道	1.牙齿萌出 2.流涎 3.婴儿漾奶 4.容易发生脱肛	1.保护乳牙和六龄齿 2.减少婴儿漾奶 3.培养定时排便的习惯 4.预防脱肛
消化腺		

五、泌尿、输尿、贮尿、排尿——泌尿系统

泌尿系统的组成	婴幼儿泌尿系统的特点	婴幼儿泌尿系统的保育要点
肾脏	1.由"无约束"到"有约束"排尿 2.尿道短 3.肾脏排泄废物能力差	1.既要控尿又不能憋尿 2.注意外阴部的清洁护理 3.一般一岁左右就应当穿封裆裤 4.饮水量要充足
输尿管		
膀胱		
尿道		

六、身兼数职的皮肤

皮肤的功能	婴幼儿皮肤的特点	婴幼儿皮肤的保育要点
感觉	1.保护功能差 2.调节体温的功能差 3.渗透作用强	1.保持皮肤清洁 2.注意衣着卫生 3.加强锻炼 4.预防中毒
保护		
调节体温		
排泄		
分泌		
吸收		

七、人体内的"化学信使"——内分泌系统

主要的内分泌腺	婴幼儿内分泌系统的特点	婴幼儿内分泌系统的保育要点
垂体、肾上腺、甲状腺、胸腺、胰腺和性腺等	1.生长激素在睡眠时分泌旺盛 2.缺碘影响甲状腺的功能	1.组织好幼儿的睡眠 2.合理使用加碘食盐

八、眼——视觉器官

眼的主要结构	婴幼儿眼睛的特点	婴幼儿眼的保育要点
眼球壁	1.5 岁以前可以有生理性远视 2.晶状体有较好的弹性 3.可能出现倒视	1.用眼习惯 2.设备设施 3.读物教具方面 4.安全用眼方面 5.用眼卫生方面 6.注意保健
内容物		

九、耳——听觉器官（兼司平衡）

耳的主要结构	婴幼儿耳的特点	婴幼儿耳的保育要点
外耳	1.耳郭易生冻疮 2.外耳道易生疖 3.易患中耳炎 4.对噪声敏感	1.注意头部保暖 2.预防污水流入外耳道 3.不要用尖锐物给孩子掏耳屎 4.教会幼儿擤鼻涕 5.减少环境噪声
中耳		
内耳		

十、人体的司令部——神经系统

神经系统的组成	神经系统的基本活动方式	婴幼儿神经系统的特点	婴幼儿神经系统的保育要点
中枢神经系统和周围神经系统	反射（非条件反射和条件反射）	1.脑细胞数目的增长 2.易兴奋，易疲劳 3.需较长的睡眠时间 4.脑细胞的耗氧量大	1.注意用脑卫生 2.保持室内空气新鲜 3.保证充足的睡眠 4.提供合理的膳食

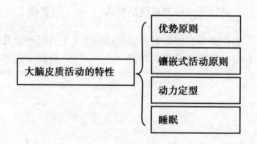

十一、生殖系统

生殖系统的结构	婴幼儿生殖系统的特点	保育要点
外生殖器官和内生殖器官	1.生殖系统发育慢 2.男孩可能有包茎或包皮过长	1.进行科学的、随机的性教育 2.注意包茎或包皮过长的处理 3.保护幼女外生殖器的健康

十二、人体的防御机构——免疫系统

（一）人体免疫系统的功能及幼儿免疫系统的保育

免疫系统的功能	幼儿免疫系统的保育要点
1.防御感染 2.自身稳定 3.免疫监视	1.完成预防接种工作 2.合理配膳 3.培养幼儿良好的卫生习惯,教会洗手 4.了解每名幼儿是否为过敏体质

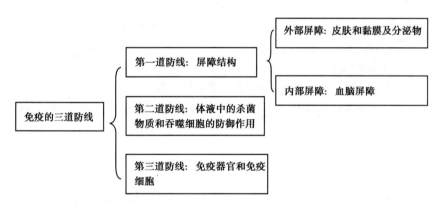

（二）免疫作用的分类

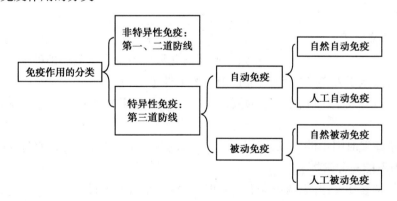

（三）非特异性免疫与特异性免疫的区别

非特异性免疫	特异性免疫
对所有病原体起作用	对某一特定的病原体起作用
无专一性	具专一性
生来就有	后天逐渐形成
作用弱,时间短	作用强,时间长

（四）非特异性免疫与特异性免疫的联系

特异性免疫是在非特异性免疫的基础上形成的,特异性免疫的形成过程又反过来增强机体的非特异性免疫。

★ **夯实基础**

一、填空题

1.人体基本组织有四种,其中肌肉组织包括_____、_____、_____。

2.人体运动系统由_____、_____和_____三部分组成。

3.上呼吸道指的是_____、_____、_____,下呼吸道指的是_____、_____,气体交换的场所是_____。

4.婴幼儿耳咽管较粗短,位置平直,鼻咽部感染易引起_____。

5.血细胞中具有运输功能的是_____,具有凝血功能的是_____,具有吞噬作用的是_____。

6.幼儿年龄越小,心率越_____,心肌易_____,因此在锻炼时要注意_____,要做到劳逸结合。

7.正常淋巴结_____大小,压上去_____,肿大的淋巴结_____大,压去_____。

8.儿童一般在 6 岁左右长出恒牙,故又称_____,是第一恒磨牙,共有_____颗。

9.泌尿系统包括_____、_____、膀胱和_____。婴幼儿泌尿系统由"_____"到"_____"排尿,因此当幼儿尿床时要正确耐心地处理。

10.大自然赋予人类维持生命、促进健康的三件宝是_____、_____、_____。

11.幼儿容易发生脱肛,是由于直肠的_____。如果猛烈牵拉孩子的手臂,易造成_____。

12.儿童睡眠时间不够,睡眠不安,_____的分泌会减少,就会影响身高的增长,使遗传的潜力不能充分发挥。

13.为保护婴幼儿眼睛,应限制看电视时间,每次小班不超过_____分钟,中班不超过_____分钟,大班不超过_____分钟。

14.神经系统由_____和_____两部分构成。神经系统活动的基本方式是

_____,包括条件反射和非条件反射。

15.神经系统中,_____耗氧量最高,儿童脑细胞的耗氧量约为全身耗氧量的_____。

二、单选题

1.( )是人体结构与功能的基本单位。

    A.器官   B.组织   C.细胞   D.系统

2.红细胞的形状为( )。

    A.树状   B.纤维状   C.圆饼状   D.球状

3.下列不属于运动系统组成部分的是( )。

    A.骨   B.骨骼肌   C.骨连结   D.神经

4.关于婴幼儿骨骼特点及保育的说法,不正确的是( )。

    A.婴幼儿的骨骼生长较慢   B.婴幼儿的骨头好比鲜嫩的柳枝

    C.不良姿势易导致脊柱变形   D.让婴幼儿多在户外活动

5.关于婴幼儿肌肉特点及保育的正确叙述是( )。

    A.婴幼儿精力充沛,肌肉不易疲劳   B.小肌肉发育早,大肌肉发育晚

    C.组织幼儿户外活动时间要长   D.大肌肉发育早,小肌肉发育晚

6.关于婴幼儿关节和韧带的特点及保育的说法,不正确的是( )。

    A.婴幼儿肘关节较松

    B.勿用力牵拉孩子的手臂,以防伤着肘关节

    C.脚底的肌肉、韧带较结实

    D.为促进脚弓的形成应进行适度的运动

7.下列不属于呼吸系统的是( )。

    A.肺   B.气管   C.支气管   D.胃

8.关于婴幼儿呼吸系统特点的叙述,正确的是( )。

    A.呼吸频率慢   B.声带不够坚韧

    C.鼻咽部的细菌不易侵入中耳   D.声带坚韧

9.针对婴幼儿的呼吸系统的特点,我们应采取的保育措施错误的是( )。

    A.多组织户外活动   B.教会幼儿擤鼻涕

    C.保护嗓子   D.大声喊叫,锻炼嗓子

10.关于保护婴幼儿嗓子的做法,正确的是( )。

    A.教孩子唱大人的歌   B.顶着寒风唱歌

    C.夏天玩得大汗淋漓马上吃冷食   D.伤风感冒要多喝水少说话

11.婴幼儿易患中耳炎的原因及保育措施,正确的是( )。

    A.声带不够坚韧   B.多组织户外活动   C.教会幼儿擤鼻涕   D.保护嗓子

12.血液循环的动力器官是( )。

    A.心脏   B.动脉   C.静脉   D.毛细血管

13.婴幼儿循环系统的特点是( )。

    A.年龄越小,心率越慢　　　　　　　　　B.心肌功能强,不易疲劳

    C.可触及深层的淋巴结　　　　　　　　　D.心肌易疲劳

14.婴幼儿消化系统的特点,错误的是(　　　　)。

    A.牙齿萌出　　　　　B.流涎　　　　　　C.漾奶　　　　　D.不易脱肛

15.针对婴幼儿消化系统的特点采取的保育措施,正确的是(　　　　)。

    A.乳牙要掉,不需保护,但六龄齿需保护

    B.减少婴幼儿喝奶量,以防止漾奶

    C.排便根据生理需要,无须定时

    D.预防脱肛

16.下面不属于婴幼儿脱肛的原因的是(　　　　)。

    A.慢性痢疾　　　　　B.腹泻　　　　　　C.便秘　　　　　D.按时排便

17.下列不属于消化道的是(　　　　)。

    A.口腔　　　　　　　B.食管　　　　　　C.小肠　　　　　D.肝脏

18.下面关于乳牙的功能的说法,错误的是(　　　　)。

    A.咀嚼食物,帮助消化　　　　　　　　　B.促进颌骨的发育

    C.有助于口齿伶俐　　　　　　　　　　　D.不利于恒牙健康

19.下列关于婴幼儿消化系统的保育要点,错误的是(　　　　)。

    A.保护乳牙和六龄齿　　　　　　　　　　B.减少婴儿漾奶

    C.培养定时排尿的习惯　　　　　　　　　D.预防脱肛

20.关于保护乳牙和六龄齿的做法,错误的是(　　　　)。

    A.保证充足的营养和阳光　　　　　　　　B.减少刺激,促进牙齿生长

    C.避免牙齿受外伤　　　　　　　　　　　D.保持口腔清洁

21.幼年时期,脑垂体分泌的生长激素不足,会得(　　　　)。

    A.侏儒症　　　　　　B.呆小症　　　　　C.肢端肥大症　　　D.巨人症

22.好比照相机上的光圈的结构是(　　　　)。

    A.角膜　　　　　　　B.晶状体　　　　　C.瞳孔　　　　　D.视网膜

23.婴幼儿眼睛的特点有(　　　　)。

    A.生理性远视、晶状体弹性好、倒视　　　B.生理性近视、晶状体弹性差、倒视

    C.生理性近视、晶状体弹性好、倒视　　　D.生理性远视、晶状体无弹性、倒视

24.声波引起耳的相应结构产生振动的传导顺序,一般是(　　　　)。

    A.外耳→中耳→内耳　　　　　　　　　　B.咽鼓管→鼓室→内耳

    C.鼓膜→听小骨→外耳道　　　　　　　　D.前庭→耳蜗→半规管

25.大脑只利用(　　　　)作为能源。

    A.蛋白质　　　　　　B.碳水化合物　　　C.脂肪　　　　　D.维生素

26.大脑皮层活动特性中可使人的精神和体力得到恢复的是(　　　　)。

    A.优势原则　　　　　B.镶嵌式活动原则　C.动力定型　　　D.睡眠

27.下列关于婴幼儿神经系统的保育要点,错误的是(　　　　)。

　　A.注意用脑卫生　　　　　　　　　　B.保持室内空气新鲜

　　C.保证尽可能多的活动时间　　　　　D.提供合理膳食

28.对于如何对婴幼儿进行科学的、随机的性教育,下列做法错误的是(　　)。

　　A.要培养婴幼儿的性角色意识

　　B.没有性歧视

　　C.没有性压抑

　　D.孩子太小,不要回答孩子对性的问题

29.预防"外阴道炎"要学会"用水",下列做法错误的是(　　)。

　　A.用"温水"　　　B.用"熟水"　　　C.用"清水"　　　　D.用肥皂杀毒

30.下列关于免疫系统功能的说法,错误的是(　　)。

　　A.防御感染　　　　　　　　　　　B.自身稳定

　　C.免疫监视　　　　　　　　　　　D.免疫对机体都有保护作用

三、判断题

1.在日常生活中,要教育幼儿有良好的体姿,这主要是根据婴幼儿骨骼和脊柱发育的特点决定的。　　　　　　　　　　　　　　　　　　　　　　　　　(　　)

2.脊柱的生理性弯曲是随着婴幼儿动作的发育逐渐形成起来的。　　　(　　)

3.婴幼儿的骨头弹性小,易发生弯曲。　　　　　　　　　　　　　　(　　)

4.口腔是呼吸系统的第一道防线。　　　　　　　　　　　　　　　　(　　)

5.正确的擤鼻涕的方法:用手指按住两侧鼻孔,用力擤。　　　　　　(　　)

6.保护幼儿的乳牙对恒牙的长出也很有影响,所以要保护好乳牙。　　(　　)

7.婴幼儿长牙时,可以给他们吃一些有助于咀嚼,帮助牙齿发育的食物。(　　)

8.婴儿的胃呈水平位,幽门比较松弛,因此容易引起漾奶。　　　　　(　　)

9.2岁左右可饭后用清水漱口,3岁左右该学刷牙了。　　　　　　　(　　)

10.我们应培养婴幼儿定时排便的习惯。　　　　　　　　　　　　　(　　)

11.为了避免幼儿尿床,要给幼儿少喝水。　　　　　　　　　　　　(　　)

12.幼儿皮肤散热和保温功能不如成人,皮肤的保护功能差,渗透作用强。(　　)

13.高碘地区的人不需要吃含碘的食盐,此外碘摄入过量也会导致甲亢。(　　)

14.婴幼儿睡眠不足会影响身高的增长。　　　　　　　　　　　　　(　　)

15.生长激素是由"内分泌之王"甲状腺分泌的一种激素。　　　　　　(　　)

16.婴幼儿5岁以前可以有生理性远视是因为其眼球前后的距离较短,物体成像于视网膜的前面。　　　　　　　　　　　　　　　　　　　　　　　　　(　　)

17.瞳孔好比照相机的镜头,视网膜好比照相机的感光底片。　　　　(　　)

18.婴幼儿大脑发育尚未完善,因此可能出现"倒视"的现象。　　　　(　　)

19.非条件反射是生来就具备的本能,是较高级的神经活动。　　　　(　　)

20.幼儿神经系统的特点是不容易兴奋,容易疲劳。　　　　　　　　(　　)

四、简答题

1.简述婴幼儿运动系统的保育要点。

2.简述婴幼儿呼吸系统的特点及保育要点。

3.怎样保护幼儿的乳牙和六龄齿？

4.婴儿漾奶是怎么一回事？怎样防止婴儿漾奶？

5.简述婴幼儿泌尿系统的特点及保育要点。

6.简述婴幼儿皮肤的特点及保育要点。

7.怎样保护好幼儿的眼睛？

8.简述婴幼儿耳的保育要点。

9.简述婴幼儿神经系统的保育要点。

10.大脑皮质活动有哪些特性？

11.如何进行科学的、随机的性教育？

第二节　婴幼儿的生长发育

■ 基本概念

1.**生长**：细胞的繁殖、增大和细胞间质的增加，表现在各种组织、器官和整个人体的大小、重量的增加，以及人体化学成分的变化。

2.**发育**：人体的生理功能的分化和不断完善，以及体力、智力和心理的发展。

 知识要点

一、年龄阶段划分法

医学儿科学的年龄阶段划分法	教育学的年龄阶段划分法
胚发育期：妊娠初 8 周 胎儿期：妊娠 8 周至出生 新生儿期：出生至 28 天 婴儿期：满月至 1 岁 幼儿期：2～3 岁 学前期：3～6、7 岁 学龄期：6、7 岁～11、12 岁 青春发育期：（女童：11、12 岁～17、18 岁）、（男童：13～15 岁、19～21 岁）	胎儿期 新生儿期　与医学儿科划分法相同 婴儿期 幼儿前期：1～3 岁 学龄前期或幼儿期：3～6 岁 学龄期：7～14 岁

二、生长发育的一般规律

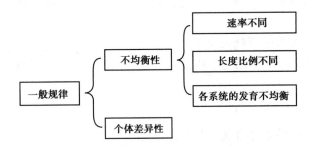

三、影响生长发育的因素

(一)遗传因素。

(二)后天因素:

1.营养;2.体格锻炼;3.生活安排;4.疾病;

5.其他因素:(1)家庭人口,(2)季节,(3)污染。

四、常用的评价指标

(一)形态指标。

(二)生理功能指标。

五、评价方法

(一)常用的评价方法:三把"尺子"。

(二)粗略的评价方法:

1.2~7 岁体重计算公式:年龄×2+8(千克);

2.2~7 岁身高计算公式:年龄×5+75(厘米)。

六、测量方法

(一)身长(身高)。

1.3 岁以下:卧位,记录到 0.1 厘米;

2.3 岁以上:立正姿势,记录到 0.1 厘米。

(二)体重。

1.1 岁以下:卧位,以千克为单位,至小数点后两位;

2.1~3 岁:坐位,以千克为单位,至小数点后两位;

3.3 岁以上:站位,以千克为单位,至小数点后两位。

★ 夯实基础

一、填空题

1.根据年龄阶段划分法,新生儿期是指_____ , _____是指满月至 1 周岁。

2.季节对生长发育也有一定的影响,一般来说,_____身高增长较快,_____体重增长较快。

3.评价儿童生长发育的指标有＿＿＿＿和＿＿＿＿两类,最重要和常用的形态指标为＿＿＿＿。

4.衡量儿童生长发育的三把尺是＿＿＿＿、＿＿＿＿、＿＿＿＿。

5.测量身长或身高时,3岁以内小儿量＿＿＿＿,3岁以上小儿量身高时要取＿＿＿＿姿势。

二、单选题

1.医学儿科学的年龄划分方法与教育学相比多了（　　）。

　A.胚发育期　　　　　B.胎儿期　　　　　C.学龄期　　　　　D.婴儿期

2.教育学年龄阶段划分上没有的阶段是（　　）。

　A.胎儿期　　　　　B.婴儿期　　　　　C.学龄期　　　　　D.青春发育期

3.下列关于生长发育的不均衡性,表述错误的是（　　）。

　A.速率不同　　　　　　　　　B.长度比例不同

　C.各系统的发育不均衡　　　　D.生长发育的个体差异性

4.人一生中身长、体重增长最快的阶段是（　　）。

　A.胎儿时期　　　B.出生后第一年　　　C.出生后第二年　　　D.青春发育期

5.出生后10年内基本上处于静止状态,到青春期迅速发育的是（　　）。

　A.神经系统　　　B.运动系统　　　C.呼吸系统　　　D.生殖系统

6.人体从出生至成人,增长了4倍的是（　　）。

　A.头部　　　　　B.躯干　　　　　C.上肢　　　　　D.下肢

7.下列不属于影响发育的后天因素的是（　　）。

　A.营养　　　　　B.体格锻炼　　　　　C.生活安排　　　　　D.血友病

8.衡量儿童生长发育的"三把尺"不包括（　　）。

　A.年龄别身高　　　B.年龄别体重　　　C.体重别身高　　　D.身高别体重

9.2~7岁儿童体重的推算公式是（　　）。

　A.体重＝年龄×2+8(千克)　　　　　B.体重＝年龄×3+8(千克)

　C.体重＝年龄×2+7(千克)　　　　　D.体重＝年龄×3+7(千克)

10*.下列评价指标中属于生理功能指标的是（　　）。

　A.身高　　　　　B.体重　　　　　C.胸围　　　　　D.肺活量

三、判断题

1.生长是指细胞繁殖、增大和细胞间质的增加,表现为身体各器官、系统的长大和形态的变化。（　　　）

2.最重要和最常用的生理功能指标为身高和体重,脉搏和血压为心血管系统的基本指标。（　　　）

3.儿童生长发育的速度是直线式上升。（　　　）

---

*:表示题目相对较难,下同。

4.同化作用大于异化作用是婴幼儿生长发育的基本保证。　　　　　（　　　）

5.称体重时,婴儿取卧位,1~3 岁取站位。　　　　　　　　　　　　（　　　）

四、简答题

1.教育学上的年龄阶段划分法从妊娠到 14 岁分为哪六个阶段?

2.简述婴幼儿生长发育的一般规律。

3.影响婴幼儿生长发育的因素有哪些?

★ 能力提升

一、单选题

1.幼儿的肌肉容易疲劳,所以不适宜在幼儿园开展的运动是(　　　)。

　　A.跳绳　　　　　　B.长跑　　　　　　C.拍球　　　　　　D.钻爬

2.为促进婴幼儿骨骼健康成长,下列做法正确的是(　　　)。

　　A.多吃含钙、磷丰富的食品　　　　　　B.适当补充维生素 C

　　C.少做户外运动　　　　　　　　　　　D.少接受阳光照晒

3.发声是什么器官的功能? (　　　)

　　A.咽　　　　　　　B.喉　　　　　　　C.气管　　　　　　D.肺

4.下列哪种器官属于两个系统? (　　　)

　　A.口腔　　　　　　B.咽　　　　　　　C.气管　　　　　　D.肺

5.剧烈运动后立即停下来会导致(　　　)。

　　A.恶心　　　　　　B.呕吐　　　　　　C.面色苍白　　　　D.以上症状都有

6.下列皮肤的作用中,属于免疫作用的是(　　　)。

　　A.防止细菌入侵　　B.防止水分蒸发　　C.感受外界刺激　　D.调节体温

7.俗称黑眼珠的结构是(　　　)。

　　A.角膜　　　　　　B.虹膜　　　　　　C.巩膜　　　　　　D.视网膜

8.晕车主要与耳的(　　　)有关。

　　A.外耳道　　　　　B.鼓膜　　　　　　C.前庭　　　　　　D.耳蜗

9.教幼儿干什么事的时候,要设法引起他(她)的注意,这是利用了大脑皮质活动特性的(　　　)原则。

　　A.“动力定型”　　B.“优势兴奋”状态　C.“镶嵌式”活动　D.非条件反射

10.幼儿干一件事的坚持性差,需要我们不断变换内容、方式,这是利用了大脑皮质活动特性的(　　　)原则。

　　A.“动力定型”　　B.“优势兴奋”状态　C.“镶嵌式”活动　　D.非条件反射

11.让幼儿建立起生活的节奏,习惯成自然。这是利用了大脑皮质活动特性的(　　　)原则。

　　A.“动力定型”　　B.“优势兴奋”状态　C.“镶嵌式”活动　　D.非条件反射

12.人体内可以吞噬和消灭病原体的是(　　　)。

A.呼吸道黏膜　　　　B.淋巴细胞　　　　C.抗体和抗原　　　　D.吞噬细胞

13.下列现象中,属于特异性免疫的是(　　　)。

A.唾液的杀菌作用　　　　　　　　B.接种百白破疫苗

C.白细胞吞噬病菌　　　　　　　　D.皮肤的屏障作用

14.按公式推算,儿童2岁以后,平均每年身高增长为(　　　)。

A.3厘米　　　　B.4厘米　　　　C.5厘米　　　　D.6厘米

15.在测量婴幼儿体重时需注意的内容,错误的是(　　　)。

A.根据婴幼儿体重确定秤的最大载重量

B.婴儿可取卧位,3岁以内可取站位

C.称重前应将游锤或秤锤放于与小儿体重相当的位置

D.被测者应脱去外衣、袜和帽子并排空小便

二、判断题

1.只要供给婴幼儿充足的营养,就能保证其骨骼的健康生长。　　　　　　　　　(　　)

2.通常一日之内人体身高有一定的波动,清晨起床时身高最矮。　　　　　　　　(　　)

3.胸腔扩大,肺扩张导致吸气。　　　　　　　　　　　　　　　　　　　　　　(　　)

4.欧洲人鼻子高挺与气候有关。　　　　　　　　　　　　　　　　　　　　　　(　　)

5.婴幼儿消化和吸收能力都较强。　　　　　　　　　　　　　　　　　　　　　(　　)

6.婴幼儿出血时血液凝固较快。　　　　　　　　　　　　　　　　　　　　　　(　　)

7.生长和发育共同表达了机体质和量的变化过程,两者相辅相成,生长是发育的基础。

　　　　　　　　　　　　　　　　　　　　　　　　　　　　　　　　　　　(　　)

8.出生后青春发育期是第二个生长发育突增阶段。　　　　　　　　　　　　　　(　　)

9.幼儿各系统的发育是不均衡的,表现为神经系统发育较晚,生殖系统发育较早。

　　　　　　　　　　　　　　　　　　　　　　　　　　　　　　　　　　　(　　)

10.营养好,睡眠足,按时打预防针就足以解决健康问题。　　　　　　　　　　　(　　)

三、论述题

试根据婴幼儿骨骼发育的特点说明应如何保护和促进其正常发育。

四、材料分析题

1.某幼儿4岁,在幼儿园里常尿裤子、尿床,针对这名幼儿,班上老师采取了以下做法:①经常提醒该幼儿上厕所;②在幼儿园里让该幼儿少喝水;③用惩罚方法帮助该幼儿克制尿床和尿裤子。

请结合所学知识分析:

(1)该老师做法是否恰当? 为什么?

(2)你还有什么好的建议?

2.有一位母亲十分注意孩子的教育,她经常让孩子做全身性运动,并教孩子用左手写字、画画、拿东西,用左脚单脚跳等;同时她还经常与孩子做游戏,拿一些新奇的玩具,从孩子的左耳侧缓缓向前移动,高度与耳、眼保持大体一致的水平,让孩子迅速猜出视野中

的玩具;有时在孩子游戏、画画、吃饭时,她会时不时地播放曲调优美、轻柔、明快但没有歌词的曲子;这位母亲还会找许多相似的东西,让孩子辨别它们的不同之处;这位母亲教孩子认识"梨"字时,她首先会给孩子一个梨子,让他摸摸、看看、尝尝,从多方位形成对梨子的印象。经过这位母亲的耐心教育,孩子上学时表现得十分优秀,不仅数学学科学得好,而且语文、音乐、绘画都很出色,处处都受到老师的表扬,人们都赞扬他是一个"小神童"。

　　分析上面一段话,谈谈文中母亲为什么要这样做。

▲【综合检测】

综合检测一

（总分:100 分　考试时间:90 分钟）

一、单选题(本大题共 10 小题,每小题 2 分,共 20 分)

1.幼儿卫生学的研究对象是(　　)的婴幼儿。

　　A.0～1 岁　　　　　　B.1～3 岁　　　　　　C.3～6 岁　　　　　　D.0～6 岁

2.年龄越小,呼吸频率越(　　)。

　　A.强　　　　　　　　B.弱　　　　　　　　C.快　　　　　　　　D.慢

3.乳牙共 20 颗,于(　　)出齐。

　　A.1 岁半左右　　　　B.2 岁左右　　　　　C.2 岁半左右　　　　D.3 岁左右

4.为了预防患龋齿,小儿应在(　　)左右学会刷牙。

　　A.3 岁　　　　　　　B.4 岁　　　　　　　C.5 岁　　　　　　　D.7 岁

5.儿童脑细胞的耗氧量约为全身耗氧量的(　　)。

　　A.20%　　　　　　　B.30%　　　　　　　C.40%　　　　　　　D.50%

6.下列哪一项功能不是皮肤的功能?(　　)

　　A.调节生长发育　　　B.感觉　　　　　　　C.调节体温　　　　　　D.排泄

7."听而不闻""视而不见"是大脑皮质活动的哪种特征?(　　　)

　　A.优势原则　　　　　B.镶嵌式活动原则　　C.动力定型　　　　　　D.睡眠

8.被称为"内分泌之王"的是(　　)。

　　A.甲状腺　　　　　　B.胸腺　　　　　　　C.脑垂体　　　　　　　D.胰腺

9.人出生后身长、体重增长最快的阶段是(　　　)。

　　A.胎儿时期　　　　　B.出生后第一年　　　C.出生后第二年　　　D.青春发育期

10.属于心血管系统的基本指标是(　　　)。

　　A.握力和背肌力　　　B.肺活量　　　　　　C.身高和体重　　　　　D.脉搏和血压

二、名词解释(本大题共 2 小题,每小题 5 分,共 10 分)

　　1.消化:

　　2.免疫:

三、判断题(本大题共15小题,每小题2分,共30分)

1.人体脊柱的四道弯是人出生以后就有的。 （ ）

2.幼儿会跑会跳,可画条直线却很费劲,这是因为大肌肉发育早,小肌肉发育晚。

（ ）

3.运动有助于脚弓形成,因此婴幼儿要多运动。 （ ）

4.婴幼儿耳咽管较细长,位置平直,鼻咽部感染易引起中耳炎。 （ ）

5.血细胞中具有运输功能的是红细胞,具有凝血功能的是白细胞。 （ ）

6.人体气体交换站是鼻腔。 （ ）

7.儿童读物的文字、插图、符号要大而清晰,文字与纸张颜色之间要有鲜明的对比。

（ ）

8.婴幼儿尿道短,容易发生上行性感染。 （ ）

9.条件反射是生来就具备的本能,是较高级的神经活动,如膝跳反射。 （ ）

10.婴幼儿大脑皮质易兴奋,所以,让他干什么他乐于接受,让他别干什么他也乐于

接受。 （ ）

11.人体中枢神经系统用来产生能量的营养素是碳水化合物。 （ ）

12.免疫系统的主要功能是防御感染、自身稳定、免疫监视。 （ ）

13.儿童骨骼系统发育受遗传因素影响较大,体重却易受环境因素的影响。 （ ）

14.按粗略的评价方法计算,一个6岁幼儿的体重约为18千克。 （ ）

15.龋齿预防的重要措施是保持口腔卫生。 （ ）

四、简答题(本大题共4小题,每小题5分,共20分)

1.简述婴幼儿运动系统的保育要点。

2.简述婴幼儿循环系统的特点。

3.简述婴幼儿神经系统的特点。

4.简述影响婴幼儿生长发育的后天因素。

五、连线题(本大题共5小题,每小题2分,共10分)

请将左边的内容和右边相关的内容进行连线。

1.婴幼儿骨头硬度小 容易发生脱肛

2.胃的贲门松弛呈水平位 容易弯曲变形

3.运动量不合适 可能造成牵拉肘

4.猛力牵拉孩子手臂 容易漾奶

5.婴幼儿直肠固定性差 容易形成扁平足

六、材料分析题(本大题共1小题,每小题10分,共10分)

一个全日制幼儿园,幼儿们中午安排了一次午睡。幼儿园的叔叔阿姨们中午安排幼儿准时上床,按时起床,并让家长配合,幼儿回到家仍准时上床,按时起床,养成好的睡眠习惯,保证充足睡眠,但也不让睡眠过多。幼儿进餐也要求定时,并且每顿饭20~30分钟,让儿童细嚼慢咽,但要求儿童专心吃饭。一般,该园还每天安排3~4小时的户外活

动。对幼儿的排便也进行了训练,培养定时大便,活动间歇,提醒幼儿如厕,不要憋尿。
根据以上案例,试分析该园做法是否合理。为什么?

综合检测二

(总分:100 分　考试时间:90 分钟)

一、单选题(本大题共 10 小题,每小题 2 分,共 20 分)

1.教育孩子"站有站相,坐有坐相"主要是预防(　　)。
　　A.脊柱变形　　　　B.牵拉肘　　　　　C.扁平足　　　　　D.佝偻病

2.不能让幼儿从高处往坚硬的地面跳,因为这样做易发生(　　)。
　　A.脱臼　　　　　　B.青枝骨折　　　　C.脑震荡　　　　　D.骨盆变形

3.婴儿萌出乳牙的时间一般是(　　)。
　　A.4 个月　　　　　B.6 个月　　　　　C.12 个月　　　　　D.14 个月

4.下列属于消化腺的是(　　)。
　　A.口腔　　　　　　B.食管　　　　　　C.小肠　　　　　　D.肝脏

5.下列属于人体内分泌腺的是(　　)。
　　A.垂体　　　　　　B.心脏　　　　　　C.胃　　　　　　　D.肺

6.婴幼儿眼球的前后距离短,物体成像于视网膜后面,这种现象是(　　)。
　　A.习惯性近视　　　B.生理性近视　　　C.习惯性远视　　　D.生理性远视

7.不属于儿童视力异常表现的是(　　)。
　　A.对小玩具不感兴趣　　　　　　　　B.看东西时喜欢歪头偏脸看
　　C.看图书过近　　　　　　　　　　　D.遇强光瞳孔放大

8.下列不属于非条件反射的是(　　)。
　　A.吮吸反射　　　　B.眨眼反射　　　　C.望梅止渴　　　　D.膝跳反射

9.在胎儿期和出生后发育一直处于领先地位的是(　　)。
　　A.神经系统　　　　B.淋巴系统　　　　C.生殖系统　　　　D.运动系统

10*.教师应从(　　)岁左右的孩子开始进行如厕能力的培养。
　　A.1.5　　　　　　B.2　　　　　　　C.2.5　　　　　　D.3

二、名词解释(本大题共 2 小题,每小题 5 分,共 10 分)

1.器官:

2.发育:

三、判断题(本大题共 15 小题,每小题 1 分,共 15 分)

1.骨与骨之间可以活动的连结叫骨连结。　　　　　　　　　　　　(　　　)

2.婴幼儿不能输在起跑线上,因此应尽早学习弹琴、写字等。　　　(　　　)

3.婴幼儿睡觉时应养成用嘴呼吸的习惯,因此嘴要张开。 （　　）

4.婴幼儿心跳要比成人快,对缺氧的耐受力不如成人。 （　　）

5.动脉血管流的一定是动脉血,静脉血管流的一定是静脉血。 （　　）

6.为保护婴幼儿皮肤,不要让婴幼儿用有刺激性的化妆品和香皂。 （　　）

7.碘是合成甲状腺激素的原料。 （　　）

8.婴幼儿眼睛有异物应赶紧用清水冲洗。 （　　）

9.我们应教育幼儿听到过大的声音要张嘴或捂耳。 （　　）

10.动静交替,劳逸结合,能维持高效率,体现了大脑皮质镶嵌式活动原则。 （　　）

11.人体对血糖含量十分敏感,这是因为中枢神经系统利用的能量,只能来自蛋白质。

（　　）

12.一切学习和习惯的养成都是建立非条件反射的过程。 （　　）

13.婴幼儿时期是形成性角色、发展性心理的关键期。 （　　）

14.婴幼儿年龄越小则睡眠时间越长、次数越多。 （　　）

15.免疫对机体有保护作用,因此免疫功能越强越好。 （　　）

四、简答题(本大题共 4 小题,每小题 5 分,共 20 分)

1.简述婴幼儿骨骼的特点。

2.简述如何保护婴幼儿乳牙和六龄齿。

3.简述婴幼儿呼吸系统的特点。

4.简述婴幼儿生长发育的规律。

五、论述题(本大题共 1 小题,每小题 15 分,共 15 分)

试述大脑皮质的活动规律,并谈谈在组织幼儿活动时如何运用这些规律。

六、材料分析题(本大题共 1 小题,每小题 20 分,共 20 分)

某女童,3 岁,身高 90 厘米,体重 10 千克。

表 1　3 岁男童女童年龄别体重、身长(高)参考值

年龄/岁	性　别	体重/千克			身长/厘米		
		-2SD	中位数	+2SD	-2SD	中位数	+2SD
3	男	11.4	14.6	18.3	87.3	94.9	102.5
	女	11.2	14.1	17.9	86.5	93.9	101.4

表 2　男、女童身长 90~91 厘米,体重参考值/千克

身长/厘米	性　别	-2SD	中位数	+2SD	身长/厘米	性　别	-2SD	中位数	+2SD
90	男	11.0	13.0	15.1	91	男	11.2	13.2	15.3
	女	10.7	12.6	14.5		女	10.9	12.8	14.8

请运用常用评价法判断该女童是否为营养不良,如为营养不良,你有哪些建议。

✧【幼儿教师资格证考试真题】

1.评价幼儿生长发育最重要的指标是( )。(2015 年)

A.体重和头围 　　　 B.头围和胸围 　　　 C.身高和胸围 　　　 D.身高和体重

2.教师引导幼儿擤鼻涕的正确方法是( )。(2017 年)

A.把鼻涕吸进鼻腔 　　　　　 B.先捂一侧鼻孔,再轻擤另一侧

C.同时捏住鼻翼两侧擤 　　　　 D.用手背擦鼻涕

第二章

婴幼儿营养

第一节　营养基础知识

■ 基本概念

　　1.营养素:食物中所含的能够维持生命和健康,并促进机体生长发育的化学物质。

　　2.三大产热营养素:蛋白质、脂类和碳水化合物,均可在体内产生热量,供应机体的能量需要。

　　3.非必需氨基酸:凡在体内可以合成的氨基酸。

　　4.必需氨基酸:凡体内不能合成,必须靠食物提供的氨基酸。

　　5.优质蛋白质:凡食物中所含必需氨基酸种类齐全,比例适当,符合人体需要的蛋白质。

　　6.蛋白质的互补作用:将几种营养价值较低的植物蛋白质,混合后食用,使混合物所含氨基酸的种类和数量得以取长补短,更符合人体需要。

　　7.碳水化合物对蛋白质的节约作用:碳水化合物与蛋白质一起被摄入机体时,使氮在体内的储留量增加,有利于蛋白质的合成。

　　8.膳食纤维:不能被人类胃肠道中的消化酶所消化且不被人体吸收和利用的多糖。

　　9.维生素 A 原:植物性食物中的胡萝卜素在体内可以转化成维生素 A。

　　10.坏血病:维生素 C 缺乏症又称坏血病,是一种以多处出血为特征的疾病。

　　11.热能:并非营养素,而是由食物所供给的产热营养素(碳水化合物、脂肪、蛋白质)在代谢过程中氧化所释放出的能量。

　　12.基础代谢:人体在清醒安静、空腹情况下,于 18～25 ℃环境温度中,维持生命基本活动所需的最低热能量。

🔍 知识要点

一、人体所需营养素

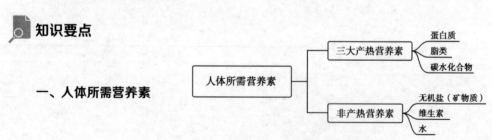

二、三大产热营养素——蛋白质、脂类、碳水化合物

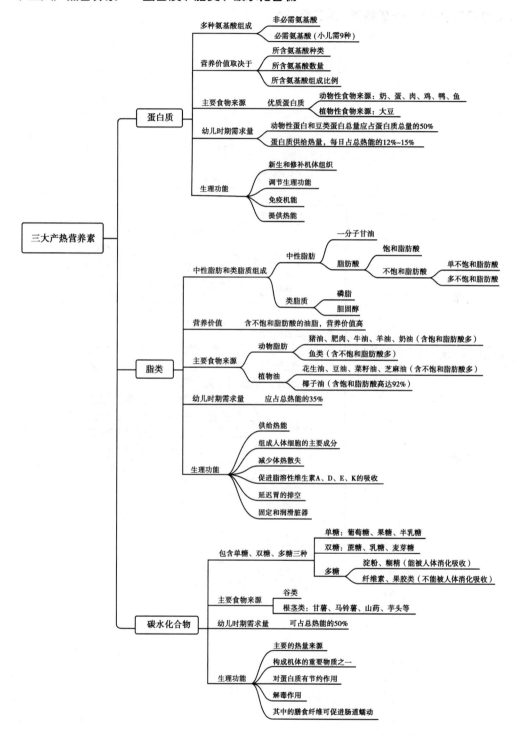

三、非产热营养素——矿物质、维生素、水

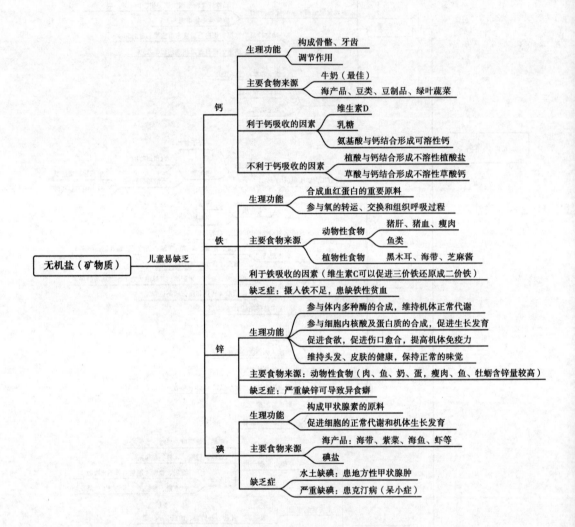

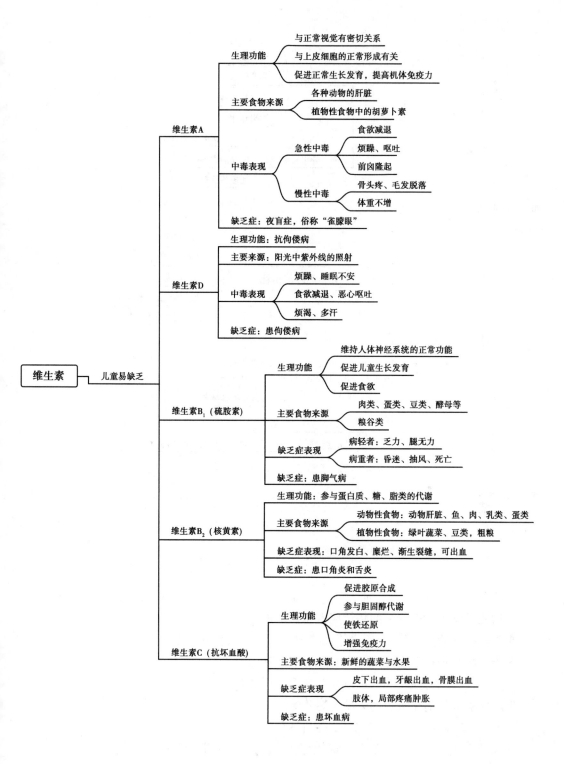

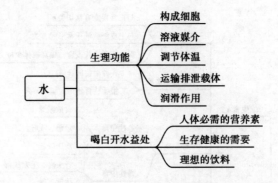

四、热能

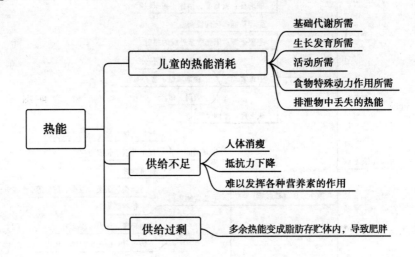

★ **夯实基础**

一、填空题

1.营养素是指食物中所含的、能够维持_____和_____并促进机体生长发育的_____。

2.营养素一般分为六类,即_____、脂类、_____、矿物质、_____和水。

3.幼儿膳食中脂肪提供的热量应占总热能的____%。

4.蛋白质的营养价值,视所含氨基酸的_____及相互比例而定。

5.脂肪酸从结构上可分为_____和_____。

6.多不饱和脂肪酸在体内可以演变成DHA,俗称_____。

7.不能被人体消化吸收的多糖类总称为_____。

8.菠菜、苋菜等含_____多,草酸与钙可形成_____。

9.铁是合成_____的重要原料,饮食中摄入的铁不足,可致_____。

10.碘是合成_____的主要原料,碘的生理功能是通过_____实现的。

11.最严重的碘缺乏症是_____,也叫呆小症。

12.食物中的胡萝卜素可在体内转化成_____。

13.维生素 C 缺乏症又称_____,是一种以_____为特征的疾病。

14.热能并非_____,而是由食物所供给的产热营养素_____、脂肪、蛋白质在代谢过程中_____所释放出的能量。

二、单选题

1.被称为三大产热营养素的是( )。
  A.蛋白质、脂类、碳水化合物   B.蛋白质、维生素、碳水化合物
  C.蛋白质、热能、碳水化合物   D.维生素、脂类、水

2.小儿在生长发育期,共有( )种氨基酸不能在体内合成,必须靠蛋白质供给。
  A.8   B.9   C.10   D.11

3.属于优质蛋白质的食物是( )。
  A.大米   B.大豆   C.菠菜   D.小麦

4.含不饱和脂肪酸多的动物脂肪是( )。
  A.猪油   B.奶油   C.鱼类   D.肥肉

5.小儿皮肤干燥、脂肪量供应过少易患( )。
  A.肥胖   B.贫血
  C.脂溶性维生素缺乏症   D.佝偻病

6.下列哪类食物是碳水化合物的主要食物来源?( )
  A.肉类   B.肝脏   C.根茎类   D.海鲜

7.人体中99%存在于骨骼和牙齿中,仅有1%存在于血液和细胞外液中的无机盐是( )。
  A.碘   B.锌   C.铁   D.钙

8.以下含钙最丰富的食物是( )。
  A.菠菜   B.牛奶   C.羊奶   D.豆腐

9.促进三价铁还原成二价铁的维生素是( )。
  A.维生素 A   B.维生素 B   C.维生素 C   D.维生素 D

10.对促进儿童生长,保持正常味觉,促进创伤愈合以及提高机体免疫功能均有重要作用的无机盐是( )。
  A.锌   B.碘   C.铁   D.钙

11.以下含碘丰富的食物是( )。
  A.海带   B.黑木耳   C.韭菜   D.小葱

12.幼儿因水土缺碘容易患上( )。
  A.夜盲症   B.地方性甲状腺肿 C.佝偻病   D.异食癖

13.严重的碘缺乏症是克汀病,也叫( )。
  A.佝偻病   B.呆小症   C.脚气病   D.搐搦症

14.幼儿缺乏维生素 A 容易导致( )。
  A.夜盲症   B.脚气病   C.佝偻病   D.舌炎

15.下列属于儿童易缺乏的维生素是(　　)。

    A.维生素 A   B.维生素 E   C.维生素 K   D.叶酸

16.眼角膜病变出现毕脱氏斑是缺乏(　　)。

    A.维生素 A   B.维生素 B   C.维生素 C   D.维生素 D

17.人体获得维生素 D 的主要来源是(　　)。

    A.阳光中紫外线的照射   B.沐浴

    C.按摩   D.打针

18.维生素 B_1 含量高的食物是(　　)。

    A.麸皮   B.蛋   C.青椒   D.精白米

19.患脚气病的主要原因是缺乏(　　)。

    A.维生素 A   B.维生素 B_1 C.维生素 C   D.维生素 D

20.幼儿缺乏维生素 B_2 易患(　　)。

    A.脚气病   B.佝偻病   C.舌炎   D.夜盲症

21.维生素 C 又称为(　　)。

    A.核黄素   B.坏血病   C.干眼症   D.抗坏血酸

22.幼儿缺乏维生素 C 易患(　　)。

    A.脚气病   B.坏血病   C.骨膜炎   D.鼻窦炎

23.小儿体内的水分相对成人较多,约占体重的(　　)。

    A.40%～50%   B.50%～60%   C.60%～70%   D.70%～75%

24.2～3 岁幼儿每日需水量为(　　)。

    A.120～160 毫升/每千克体重   B.100～140 毫升/每千克体重

    C.80～100 毫升/每千克体重   D.90～110 毫升/每千克体重

25.幼儿理想的饮料是(　　)。

    A.运动饮料   B.牛奶   C.白开水   D.鲜果汁

三、判断题

1.人体所需的六大营养素都能在体内产生热能。   (　　)

2.蛋白质是构成一切细胞的基本物质。   (　　)

3.世界上已经发现的氨基酸有 30 余种。   (　　)

4.组氨酸只有在小儿特殊阶段归为必需氨基酸。   (　　)

5.非必需氨基酸可以在体内进行合成。   (　　)

6.蛋白质营养价值的高低,取决于所含氨基酸的种类、数量及相互比例是否符合人体需要。   (　　)

7.非必需氨基酸是指人体不一定需要的氨基酸。   (　　)

8.儿童所需的蛋白质相应比成人少。   (　　)

9.植物中的大豆蛋白质属于优质蛋白质。   (　　)

10.动物脂肪含不饱和脂肪酸,植物油含饱和脂肪酸多。   (　　)

11.碳水化合物是主要的热能来源。　　　　　　　　　　　　　（　　）

12.儿童时期较易缺乏的无机盐有钙、铁、锌等。　　　　　　　（　　）

13.菠菜和苋菜含钙量高,是提供钙的理想食物。　　　　　　　（　　）

14.根据维生素的溶解性质,可分为脂溶性与水溶性维生素两大类。（　　）

15.缺乏维生素 B_1 时容易患口角炎以及舌炎。　　　　　　　（　　）

16."饮料膨胀开,牙病悄悄来"指的是幼儿不宜多喝饮料。　　　（　　）

17.幼儿理想的饮料应该是鲜果汁。　　　　　　　　　　　　　（　　）

四、简答题

1.蛋白质的生理功能有哪些?

2.脂肪的生理功能有哪些?

3.碳水化合物的生理功能有哪些?

4.维生素 A、D 中毒有哪些表现?

5.维生素 A、D 具有哪些生理功能?

6.无机盐的生理功能有哪些? 儿童时期容易缺乏的无机盐有哪些?

7.儿童容易缺乏的维生素有哪些? 相应会出现怎样的病症?

8.为什么幼儿最理想的饮料是白开水?

第二节　婴儿喂养

■ 基本概念

1.**开奶**:新生儿降临人间以后开始的第一次喂奶。

2.**初乳**:在分娩后七天内,乳母分泌的乳汁。

3.**辅食**:液体食物、半固体食物、固体食物,这一类食物被称为辅助食品,简称辅食。

4.**人工喂养**:由于各种原因,母亲不能喂哺婴儿,而采用代乳品(配方奶粉、牛奶、羊奶、豆制代乳粉等)喂哺婴儿。

5.**混合喂养**:因母乳不足,或母亲不能按时给婴儿喂奶,需加喂配方奶粉或其他乳品。

🔍 **知识要点**

一、0~12 月龄婴儿喂养指南

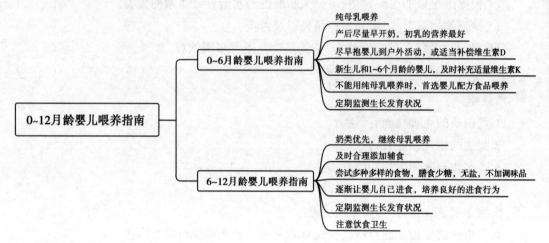

二、婴儿喂养三种方式

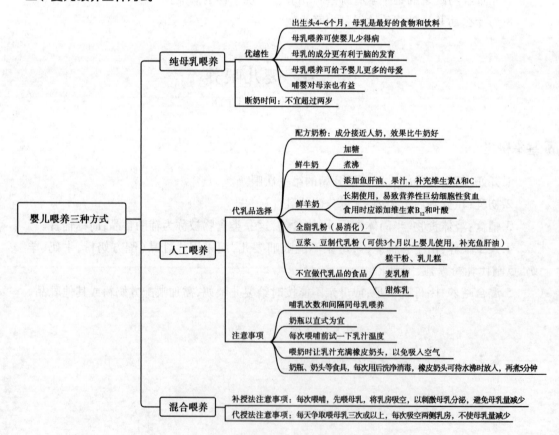

三、添加辅食

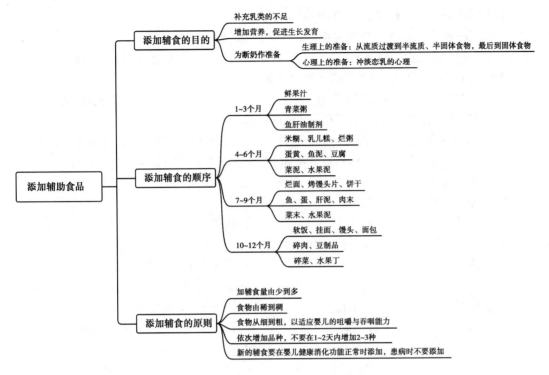

★ **夯实基础**

一、填空题

1.新生儿应尽早_____,以减轻生理性黄疸,生理性体重下降和低血糖的发生。

2.母乳不足或不能用母乳喂养,宜选择适合较大婴儿用的_____。

3.妈妈应鼓励 10~12 月龄的婴儿用_____进食。

4.出生 4~6 个月的婴儿,_____是最理想的营养品。

5.母乳,特别是_____含抗病物质,使新生儿发生肺炎、腹泻等疾病的危险相应减少。

6.婴儿长期吃_____容易导致营养性巨幼细胞性贫血,故喂养时应添加维生素 B_{12} 和叶酸。

7.不宜做代乳品的食品有糕干粉、乳儿糕、_____和_____。

8.喂养婴儿时奶瓶以_____为宜,橡皮奶头用后每次煮沸_____分钟进行消毒。

9.母乳量充足,只是不能按时喂哺婴儿,用配方奶粉等代替一次或数次母乳,称为_____。

10.婴儿的饮食必须从流质过渡到_____、半固体食物,最后到_____食物。

11.添加新的辅食要在婴儿_____、消化功能正常时添加,_____时不要添加新品种。

12.母乳喂养不宜超过_____岁。

二、单选题

1.中国营养学会妇幼分会于 2007 年发布了( )。

　A.《3—6 岁儿童学习与发展指南》　　　B.《幼儿园工作规程》

　C.《中国居民膳食指南》　　　　　　　D.《0—12 月龄婴儿喂养指南》

2.6 个月之内的婴儿,最理想的天然食品是( )。

　A.鲜牛奶　　　　　B.鲜羊奶　　　　　C.母乳　　　　　D.配方奶粉

3.6~12 月龄的婴儿每天应保证( )的奶量。

　A.500~600 毫升　　B.600~700 毫升　　C.600~800 毫升　　D.700~800 毫升

4.母乳不足或母亲不能按时给婴儿喂奶,需加喂配方奶粉或其他乳品,称为( )。

　A.人工喂养　　　　B.混合喂养　　　　C.代授法　　　　D.补授法

5.下列属于半固体食物的是( )。

　A.菜汁　　　　　　B.果泥　　　　　　C.软饭　　　　　D.青菜

6.下列关于母乳喂养的优越性,错误的描述是( )。

　A.使婴儿少得病　　　　　　　　　B.利于婴儿脑的发育

　C.不利于母体子宫复原　　　　　　D.婴儿不易患过敏性疾病

7.母乳含有较多的乳糖和丰富的( )成分,更有利于婴儿脑细胞的发育。

　A.钙　　　　　　　B.碘　　　　　　　C.锌　　　　　　D.牛磺酸

8.母乳,特别是产后( )内分泌的乳汁叫初乳。

　A.7 天　　　　　　B.11 天　　　　　　C.12 天　　　　　D.15 天

9.( )是将牛奶成分改变而成,使其成分接近于人奶。

　A.鲜牛奶　　　　　B.配方奶粉　　　　C.全脂乳粉　　　　D.豆制乳粉

10.甜炼乳为牛奶浓缩到原溶液的 2/5 后,加( )蔗糖制成。

　A.20%　　　　　　B.30%　　　　　　C.40%　　　　　D.60%

11.为幼儿添加辅食的目的是( )。

　A.补充乳类的不足　　　　　　　　B.增加营养,促进生长发育

　C.为断奶作准备　　　　　　　　　D.以上都是

12.7~9 个月的婴儿适宜添加的辅食是( )。

　A.鲜果汁　　　　　B.米糊　　　　　　C.烂面　　　　　D.水果丁

三、判断题

1.不能用纯母乳喂养的婴儿,不宜直接用普通液态奶、成人奶粉、蛋白粉等喂养婴儿。

( )

2.对于 7~8 月龄的婴儿,不允许婴儿用手握或抓食物吃。 ( )

3.0~12 月龄的婴儿,应每个月定期监测生长发育状况。 ( )

4.6~12 月龄的婴儿,应尝试多种多样的食物,膳食少盐,适当添加调味品。 ( )

5.母乳喂养不仅使婴儿少得病,而且对母亲也有益。 ( )

6.初乳不是真正的乳汁,不宜喂新生儿,应该挤掉。 ( )

7.哺乳对母亲的益处在于哺乳的母亲日后患乳腺癌的概率比未哺乳的母亲低。

( )

8.给小婴儿喂配方奶粉,其效果比牛奶好。　　　　　　　　　　　　　（　　）

9.糕干粉、乳儿糕长期当作婴儿主食,容易引起婴儿营养缺乏病。　　（　　）

10.为婴儿添加辅食,可以冲淡恋乳心理,为断奶作好心理上的准备。　（　　）

11.为婴儿添加辅食应遵循从稀到稠、从粗到细的原则。　　　　　　　（　　）

四、简答题

1.0~6月龄婴儿喂养指南内容有哪些?

2.6~12月龄婴儿喂养指南内容有哪些?

3.为婴儿配制鲜牛奶应注意哪些事项?

4.人工喂养有哪些注意事项?

5.添加辅食的目的是什么?

6.添加辅食的原则有哪些?

第三节　幼儿膳食

■ 基本概念

零食:正餐以外所进食的食物和饮料,用于补充不足的能量和营养。

知识要点

一、1~6岁幼儿喂养指南(2007)

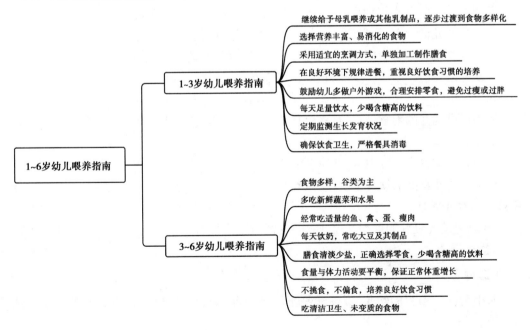

二、配制幼儿膳食

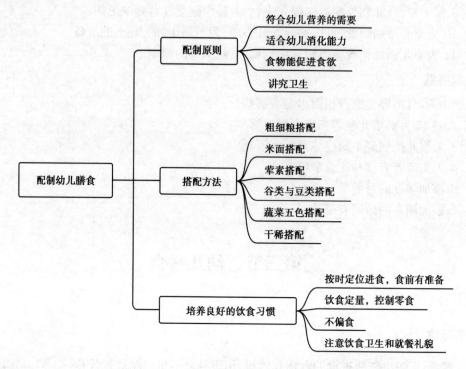

★ **夯实基础**

一、填空题

1.中国营养学会妇幼分会于_____年发布了《1~6岁幼儿喂养指南》。

2.制作幼儿膳食应将食物_____煮烂,易于幼儿咀嚼、吞咽和_____。

3.安排幼儿的饮食,要做到_____,有规律地进餐。

4.1~3岁幼儿每日应安排_____的户外游戏与活动。

5.幼儿膳食应_____少盐,正确选择零食,少喝含糖高的_____。

6.食物的_____、数量和烹调方式,应适合幼儿胃肠道消化和_____能力。

7.为促进幼儿的食欲,应尽量使食物的_____美、色诱人,_____可口,香气_____,花样多。

8.幼儿的膳食应讲究卫生,严防食物_____。

9.培养幼儿良好的饮食卫生,应做到饭前_____,饭后_____,不喝_____,使用自己的水杯餐具。

10.培养幼儿良好的就餐礼仪,咀嚼、喝汤时不应发出_____的响声,夹菜不可_____,懂得谦让。

二、单选题

1.年满(　　)岁的幼儿,可逐渐停止母乳喂养,但每天应继续提供幼儿配方奶粉或其他乳制品。

A.1　　　　　　　B.2　　　　　　　C.3　　　　　　　D.4

2.1~3 岁幼儿全日总需水量为(　　　)。

    A.1 250~1 500 毫升　　　　　　　　B.1 250~2 000 毫升

    C.1 000~1 500 毫升　　　　　　　　D.1 000~2 000 毫升

3.1~3 岁幼儿一日饮食应安排(　　　),主餐(　　　)。

    A.3~4 餐,2 次　　B.4~5 餐,2 次　　C.5~6 餐,3 次　　D.6~7 餐,3 次

4.1~3 岁幼儿应每(　　　)测量一次生长发育指标。

    A.0~2 个月　　B.2~3 个月　　C.3~5 个月　　D.4~5 个月

5.下列不属于 3~6 岁儿童膳食指南条目的是(　　　)。

    A.多吃新鲜蔬菜和水果　　　　　　B.谷类为主

    C.吃清洁、未变质的食物　　　　　　D.选择营养丰富、易消化的食物

6.应鼓励幼儿每日饮(　　　),是天然钙质的极好来源。

    A.果汁　　　　　B.鲜菜汁　　　　　C.糖水　　　　　D.奶

7.以下哪种是不良的饮食习惯?(　　　)

    A.挑食　　　　　B.偏食　　　　　C.零食不断　　　　D.以上都是

8.下列哪种是对人体健康有益的细菌?(　　　)

    A.痢疾杆菌　　　B.伤寒杆菌　　　C.乳酸菌　　　　D.以上都是

9.幼儿膳食搭配方法应注意(　　　)。

    A.荤素搭配　　　B.粗细粮搭配　　C.米面搭配　　　D.以上都是

三、判断题

1.花生、油炸类食品可以给幼儿直接食用。　　　　　　　　　　　(　　　)

2.幼儿睡前应禁食甜食,以防龋齿。　　　　　　　　　　　　　　(　　　)

3.家长应以身作则,用良好的饮食习惯影响幼儿。　　　　　　　　(　　　)

4.合理安排零食时机,以不影响幼儿主餐食欲为宜。　　　　　　　(　　　)

5.幼儿食用的餐具应彻底清洗和加热消毒。　　　　　　　　　　　(　　　)

6.大人应尊重幼儿的饮食习惯,不应干涉幼儿的饮食行为。　　　　(　　　)

7.绿色、红色等深色蔬菜的营养价值优于浅色蔬菜。　　　　　　　(　　　)

8.幼儿可以端着饭碗到处走,边玩边吃,这样心情好才吃得下。　　(　　　)

9.烹调幼儿食物,宜采用蒸、煮、炖,不宜采用油炸、烤、烙等方式。　(　　　)

10.幼儿的膳食应清淡,不宜过咸,避免添加辛辣等刺激性物质和调味品。　(　　　)

四、简答题

1.1~3 岁幼儿喂养指南内容有哪些?

2.3~6 岁幼儿喂养指南内容有哪些?

3.配制幼儿膳食应遵循哪些原则?

4.幼儿膳食搭配的方法有哪些?

5.如何培养幼儿良好的饮食习惯?

★ **能力提升**

一、单选题

1.营养价值取决于所含氨基酸的种类及相互比例的营养素是(　　)。
　　A.碳水化合物　　　　B.脂肪　　　　　　C.蛋白质　　　　　　D.无机盐

2.小儿在生长发育时期需要靠食物提供的氨基酸,有(　　)。
　　A.6 种　　　　　　　B.7 种　　　　　　C.8 种　　　　　　　D.9 种

3.植物蛋白质如米、小麦和黍类,缺少下列哪种必需氨基酸? (　　)。
　　A.赖氨酸　　　　　　B.色氨酸　　　　　C.异亮氨酸　　　　　D.亮氨酸

4.幼儿膳食中每日供给的热能占总热能 12%~15%的营养素是(　　)。
　　A.水　　　　　　　　B.脂肪　　　　　　C.蛋白质　　　　　　D.碳水化合物

5.对视网膜以及大脑神经细胞发育有促进作用的是(　　)。
　　A.脑黄金　　　　　　B.磷脂　　　　　　C.胆固醇　　　　　　D.糖脂

6.动物脂肪中含不饱和脂肪酸多的是(　　)。
　　A.猪油　　　　　　　B.鱼类　　　　　　C.牛油　　　　　　　D.奶油

7.增强机体对细菌毒素抵抗力的营养素是(　　)。
　　A.脂肪　　　　　　　B.蛋白质　　　　　C.碳水化合物　　　　D.无机盐

8.引起手足搐搦症是缺乏微量元素(　　)。
　　A.钙　　　　　　　　B.铁　　　　　　　C.磷　　　　　　　　D.碘

9.能被人体直接吸收的糖是(　　)。
　　A.果胶类　　　　　　B.麦芽糖　　　　　C.蔗糖　　　　　　　D.蜂蜜

10.根茎类食物提供的主要营养成分是(　　)。
　　A.蛋白质　　　　　　B.无机盐　　　　　C.碳水化合物　　　　D.脂肪

11.坏血病是缺乏(　　)所致。
　　A.维生素 A　　　　　B.维生素 B_1　　　C.维生素 B_2　　　D.维生素 C

12.能将三价铁还原成二价铁的维生素是(　　)。
　　A.维生素 A　　　　　B.维生素 B　　　　C.维生素 C　　　　　D.维生素 D

13.构成骨骼和牙齿的无机盐主要是(　　)。
　　A.磷　　　　　　　　B.碘　　　　　　　C.钙　　　　　　　　D.铁

14.能促进钙吸收的维生素是(　　)。
　　A.维生素 A　　　　　B.维生素 B　　　　C.维生素 C　　　　　D.维生素 D

15.人体几乎所有的器官都含有的微量元素是(　　)。
　　A.钙　　　　　　　　B.铁　　　　　　　C.锌　　　　　　　　D.碘

16.维生素 A 来源于食物中的(　　)。
　　A.胡萝卜素　　　　　B.豆类　　　　　　C.虾类　　　　　　　D.藻类

17.居民因食物和水中缺碘患上地方性甲状腺肿即(　　)。
　　A.呆小症　　　　　　B.夜盲症　　　　　C.大脖子病　　　　　D.侏儒症

18.具有抗佝偻病作用的维生素是(　　　　)。

    A.维生素 B   B.维生素 C   C.维生素 D   D.维生素 E

19.儿童基础代谢约占总热能的(　　　　)。

    A.20%   B.30%   C.40%   D.50%

20.培养婴幼儿良好的饮食习惯应做到(　　　　)。

    A.不偏食   B.不挑食   C.专心吃饭   D.以上都是

21.六类营养素中,可在体内产生热能的有(　　　　)。

    A.2 种   B.3 种   C.4 种   D.5 种

22.幼儿膳食中要求每日总热量摄入糖的比例应占(　　　　)。

    A.12%～15%   B.35%   C.50%   D.25%

23.既能维持人体体温又能固定和润滑脏器的营养素是(　　　　)。

    A.蛋白质   B.脂肪   C.水   D.糖

24.夜盲症是缺乏(　　　　)所致。

    A.维生素 A   B.维生素 B   C.维生素 C   D.维生素 D

25.下列不属于水溶性维生素的是(　　　　)。

    A.维生素 C   B.维生素 B_1 C.维生素 B_2 D.维生素 A

二、判断题

1.儿童需要的蛋白质相比成人要多,因此越多越好。　　　　　　　　　(　　　)

2.植物油都是含不饱和脂肪酸多,因此植物油营养价值高。　　　　　　(　　　)

3.人体不需要的氨基酸称为非必需氨基酸。　　　　　　　　　　　　　(　　　)

4.小儿在生长发育时期需要 9 种"非必需氨基酸"。　　　　　　　　　(　　　)

5.植物蛋白质大多营养价值低,因此不属于优质蛋白质。　　　　　　　(　　　)

6.新生儿和 1～6 个月的婴儿应及时补充适量维生素 K。　　　　　　　(　　　)

7.尽早开奶,可以减轻新生儿生理性黄疸和低血糖的发生。　　　　　　(　　　)

8.母乳是最好的食物和饮料,因此哺乳时间越长越好。　　　　　　　　(　　　)

9.婴儿膳食应少糖,无盐,不加调味品,但可以加少量的食用油。　　　(　　　)

10.鼓励 7～8 月龄的婴儿自己用勺进食。　　　　　　　　　　　　　　(　　　)

11.人工喂养婴儿可以选择配方奶粉、甜炼乳等代乳品。　　　　　　　　(　　　)

12.添加辅食要根据婴儿的需要和消化功能成熟程度按一定顺序进行。　(　　　)

13.7～9 个月的婴儿可以适当吃些挂面、碎肉等辅食。　　　　　　　　(　　　)

14.婴儿最好的代乳品是全脂奶粉。　　　　　　　　　　　　　　　　　(　　　)

15."观菜色、知营养",浅色蔬菜比深色蔬菜有营养。　　　　　　　　(　　　)

16.为了增进幼儿的食欲,进餐前可以多吃零食。　　　　　　　　　　　(　　　)

17.脂肪是主要供给热能的营养素。　　　　　　　　　　　　　　　　　(　　　)

18.营养素都能为机体提供热量。　　　　　　　　　　　　　　　　　　(　　　)

19.优质蛋白质就是动物蛋白质。　　　　　　　　　　　　　　　　　　(　　　)

20.日常生活中的含碘食盐,也是补碘的一个重要途径。　　　　　　　　(　　　)

三、论述题

试根据婴儿的喂养方式说明为什么要提倡母乳喂养。

四、材料分析题

有的幼儿早餐只吃牛奶和鸡蛋,不吃其他主食,请结合所学知识分析:

(1)这样的早餐营养全面吗? 为什么?

(2)如果你是孩子的家长,会给孩子准备怎样的早餐?

▲【综合检测】

综合检测一

(总分:100 分　考试时间:90 分钟)

一、单选题(本大题共 10 小题,每小题 2 分,共 20 分)

1.在下列选项中属于非产热营养素的是( )。

A.蛋白质　　　　B.碳水化合物　　　C.维生素　　　　D.脂类

2.动物性蛋白质和豆类蛋白质应占所需蛋白质总量的( )。

A.20%　　　　　B.35%　　　　　　C.50%　　　　　D.60%

3.( )是合成血红蛋白的重要原料。

A.钙　　　　　　B.铁　　　　　　C.锌　　　　　　D.碘

4.幼儿患呆小症是严重缺乏( )引起的。

A.维生素 D　　　B.铁　　　　　　C.锌　　　　　　D.碘

5.下列不属于水溶性维生素的是( )。

A.维生素 C　　　B.维生素 B_1　　　C.维生素 B_2　　　D.维生素 D

6.下面对维生素 A 描述错误的是( )。

A.视紫红质的重要组成部分　　　　B.促进正常的生长发育

C.缺少维生素 A 导致软骨病　　　　D.提高机体免疫力

7.脚气病是缺乏( )所致。

A.维生素 A　　　B.维生素 B_1　　　C.维生素 B_2　　　D.维生素 D

8.维生素 C 主要来源于( )。

A.动物脂肪　　　　　　　　　　　B.植物油

C.新鲜的蔬菜与水果　　　　　　　D.紫外线照射

9.下列对水生理功能描述错误的是( )。

A.构成细胞的必要成分　　　　　　B.调节体温

C.润滑作用　　　　　　　　　　　D.免疫机能

10.抱婴儿到户外活动是为了适当补充( )。

A.维生素 A　　　B.维生素 K　　　C.维生素 D　　　D.维生素 E

二、名词解释(本大题共 2 小题,每小题 5 分,共 10 分)

1.营养素:

2.热能:

三、判断题(本大题共 15 小题,每小题 2 分,共 30 分)

1.蛋白质是人体最经济、最主要的热能来源。　　　　　　　　　　(　)

2.蛋氨酸和色胺酸是小儿在生长发育时期所需要的"非必需氨基酸"。(　)

3.纤维素、果胶类物质等不能被人体吸收,但能促进肠道蠕动利于消化和排便通畅,防止便秘。　　　　　　　　　　　　　　　　　　　　　(　)

4.不饱和脂肪酸在动物脂肪中含量比植物油要高。　　　　　　　　(　)

5.缺碘会影响骨骼和牙齿的生长发育,严重时引起佝偻病。　　　　(　)

6.人体内 1% 的钙存在于骨骼和牙齿中。　　　　　　　　　　　　(　)

7.维生素 C 能促进钙的吸收。　　　　　　　　　　　　　　　　　(　)

8.维生素是维持人体正常生理活动所必需的营养素,它们能在人体内合成。(　)

9.维生素 A 主要来源于新鲜的蔬菜和水果。　　　　　　　　　　(　)

10.食物中长期缺乏维生素 B_1 会引起坏血病。　　　　　　　　　(　)

11.人体皮肤中的 7-脱氢胆固醇在阳光中紫外线的照射下转化成维生素 C。(　)

12.儿童生长发育十分旺盛,生长发育所需的热量与儿童生长速度成反比。(　)

13.幼儿最理想的饮料是碳酸饮料。　　　　　　　　　　　　　　　(　)

14.中国营养学会妇幼分会于 2008 年颁布了《0—12 月龄婴儿喂养指南》和《1—6 岁幼儿喂养指南》。　　　　　　　　　　　　　　　　　　(　)

15.母乳特别是初乳,含有抗体,有利于增强婴儿的抵抗力。　　　　(　)

四、简答题(本大题共 4 小题,每小题 5 分,共 20 分)

1.水的生理功能有哪些?

2.儿童的热能消耗分为哪五个部分?

3.添加辅食的原则有哪些?

4.如何培养幼儿良好的饮食习惯?

五、连线题(本大题共 5 小题,每小题 2 分,共 10 分)

1.请将左边的内容和右边相关的内容进行连线:

产热营养素　　　　　　　　　　　　　蛋白质

　　　　　　　　　　　　　　　　　　维生素

　　　　　　　　　　　　　　　　　　脂肪

　　　　　　　　　　　　　　　　　　水

非产热营养素　　　　　　　　　　　　无机盐

　　　　　　　　　　　　　　　　　　碳水化合物

2.请将左边的内容和右边相关的内容进行连线：

缺乏维生素 A	佝偻病
缺乏维生素 B$_1$	夜盲症
缺乏维生素 B$_2$	坏血病
缺乏维生素 C	脚气病
缺乏维生素 D	口角炎或舌炎

3.请将左边的内容和右边相关的内容进行连线：

氨基酸与钙结合	形成不溶性植酸盐
植酸与钙结合	形成不溶性草酸钙
草酸与钙结合	形成可溶性钙

4.请将左边的内容和右边相关的内容进行连线：

钙生理功能	保持正常味觉,促进食欲
铁生理功能	合成血红蛋白重要原料
锌生理功能	构成甲状腺素的原料
碘生理功能	构成骨骼与牙齿

5.请将左边的内容和右边相关的内容进行连线：

1~3 个月婴儿宜添加	烂面、肉末
4~6 个月婴儿宜添加	青菜汁、鱼肝油制剂
7~9 个月婴儿宜添加	软饭、挂面
10~12 个月婴儿宜添加	菜泥、水果泥

六、材料分析题(本大题共 1 小题,每小题 10 分,共 10 分)

晓娟母乳喂养孩子到 2 岁半以后就断奶,每天继续为孩子提供幼儿配方奶粉,添加辅食。辅食中有蛋类、花生米、油炸食品、甜饮料等,允许孩子睡前吃各种零食。请根据《1—3 岁幼儿喂养指南》试分析:

(1)晓娟这样做恰当吗? 为什么?

(2)如果你是晓娟,你会怎么做?

综合检测二

(总分:100 分   考试时间:90 分钟)

一、单选题(本大题共 10 小题,每小题 2 分,共 20 分)

1.能向机体提供热能的营养素是(   )。

    A.蛋白质   B.水   C.维生素   D.矿物质

2.下列不属于必需氨基酸的是(   )。

A.亮氨酸　　　　　B.谷氨酸　　　　　C.色氨酸　　　　　D.赖氨酸

3.葡萄糖、果糖、半乳糖属于(　　　)。

　　A.单糖　　　　　　B.双糖　　　　　　C.多糖　　　　　　D.蛋白质

4.植酸与钙结合可形成(　　　)。

　　A.不溶性草酸钙　　B.不溶性植酸盐　　C.可溶性钙　　　　D.可溶性盐

5.(　　　)是视紫红质的重要组成部分。

　　A.维生素 A　　　　B.维生素 B_1　　　C.维生素 C　　　　D.维生素 D

6.维生素 B_1 又名(　　　)。

　　A.硫胺素　　　　　B.硫黄素　　　　　C.核黄素　　　　　D.核黄酸

7.膳食中,能与谷类混合起到蛋白质互补作用的是(　　　)。

　　A.蔬菜　　　　　　B.豆类　　　　　　C.脂类　　　　　　D.藻类

8.1~6 个月的婴儿用母乳喂养需补充(　　　)。

　　A.鱼肝油　　　　　B.维生素 K　　　　C.B_{12}　　　　　D.叶酸

9.下列不宜做代乳品的是(　　　)。

　　A.牛奶　　　　　　B.羊奶　　　　　　C.配方奶粉　　　　D.麦乳精

10.以下选项中,属于配制幼儿膳食原则的是(　　　)。

　　A.食物能促进食欲　　　　　　　　B.粗细粮搭配

　　C.米面搭配　　　　　　　　　　　D.干稀搭配

二、名词解释(本大题共 2 小题,每小题 5 分,共 10 分)

　　1.蛋白质的互补作用:

　　2.基础代谢:

三、判断题(本大题共 15 小题,每小题 1 分,共 15 分)

　　1.谷类含的蛋白质属于优质蛋白质。　　　　　　　　　　　　　　(　　　)

　　2.脂类是由多种氨基酸组成的。　　　　　　　　　　　　　　　　(　　　)

　　3.营养素中含胆固醇丰富的食物是瘦肉。　　　　　　　　　　　　(　　　)

　　4.脂肪能增强肝糖原的储存量,加强肝脏的解毒作用。　　　　　　(　　　)

　　5.单糖都能被人体消化吸收,双糖不能被人体消化吸收。　　　　　(　　　)

　　6.长期吃海带、紫菜、海鱼等含碘食物可以起到预防佝偻病的作用。(　　　)

　　7.维生素属于非产热营养素,其主要生理功能是构成机体组织和调节作用。(　　　)

　　8.钙能促进伤口愈合,防止味觉丧失。　　　　　　　　　　　　　(　　　)

　　9.锌是人体内含量最多的微量元素。　　　　　　　　　　　　　　(　　　)

　　10.幼儿核黄素缺乏可引起脚气病。　　　　　　　　　　　　　　　(　　　)

　　11.所有谷类食物均不含维生素 C。　　　　　　　　　　　　　　　(　　　)

　　12.维生素 D 能促进类固醇的代谢;是一种自由基的清除剂,能延缓衰老,预防癌症。

　　　　　　　　　　　　　　　　　　　　　　　　　　　　　　　(　　　)

13.儿童活动量的大小、活动时间及活动熟练程度决定热能消耗量的多少。 （　　）

14.在幼儿热能消耗中,好哭多动的孩子比同龄安静少哭的孩子热量消耗高出 3~4 倍。

（　　）

15.母乳化奶粉,是自然界唯一营养最全面的婴儿最佳食物。 （　　）

四、简答题(本大题共 4 小题,每小题 5 分,共 20 分)

1.蛋白质的生理功能有哪些?

2.配制幼儿膳食应遵循的原则有哪些?

3.幼儿膳食的搭配方法有哪些?

4.母乳喂养具有哪些优越性?

五、论述题(本大题共 1 小题,每小题 15 分,共 15 分)

根据幼儿营养的基础知识说明应如何均衡幼儿每日的膳食。

六、材料分析题(本大题共 1 小题,每小题 20 分,共 20 分)

5 岁的聪聪不爱吃青菜,不肯喝牛奶,喜欢吃零食,在餐桌上,要家长答应各种条件,才肯开口吃饭,不然就哭闹不止,家长担心孩子哭闹会影响孩子进餐心情,答应他的各种要求。

(1)家长的做法是否恰当? 为什么?

(2)你有什么好的建议和方法?

◈【幼儿教师资格证考试真题】

婴幼儿应多吃蛋奶等食物,保证维生素 D 的摄入,以防止因维生素 D 缺乏引起

（　　）。(2014 年)

  A.呆小症   B.异食癖   C.佝偻病   D.坏血病

第三章

婴幼儿身心保健

第一节 预防常见病

■ 基本概念

1.**佝偻病**：3岁以下小儿的常见病，是由于缺乏维生素D，使钙、磷的吸收和利用受到影响而引起的骨骼发育障碍。

2.**贫血**：血液中红细胞成分贫乏，红细胞计数每立方毫米在400万以下，或血红蛋白浓度在120克/升以下。

3.**肥胖病**：皮下脂肪积聚过多，体重超过同年龄正常儿童甚多。一般认为体重超过相应身高应有体重的20%以上即为肥胖。

4.**单纯性肥胖**：因多食、少动所致的肥胖。

5.**弱视**：视力达不到正常，而又查不出可影响视力的明显的眼病，验光配镜也得不到矫正。它属于儿童视觉发育障碍性疾病。

6.**斜视**：双眼向前平视时，两眼的黑眼珠位置不匀称，一只眼的黑眼珠在正中，另一只眼的黑眼珠向外、向内、向上、向下偏斜。

■ 知识要点

一、常见病的种类

类 型	病 名
呼吸系统疾病	上呼吸道感染
	扁桃体炎
	肺炎
消化系统疾病	单纯疱疹性口腔炎
	腹泻

续表

类　型	病　名
与营养有关的疾病	佝偻病
	营养性贫血
	肥胖病
五官疾病	龋齿
	弱视
	急性结膜炎
	沙眼
	急性化脓性中耳炎
皮肤病	婴儿湿疹
	痱子、痱毒
	脓疱疮
肠寄生虫病	蛔虫病
	蛲虫病
	钩虫病

二、常见病的预防措施

病　名	预防措施
上呼吸道感染	1.增强体质 2.随季节变换增减衣物 3.开窗通风
扁桃体炎	4.合理安排一日生活,提供平衡膳食 5.冬春季,少去公共场所 6.教会幼儿洗手的方法,勤洗手
肺炎	1.同"上呼吸道感染" 2.防治佝偻病 3.预防麻疹、百日咳等传染病
腹泻	1.提倡合理喂养 2.注意饮食卫生 3.隔离消毒

续表

病　名	预防措施
佝偻病	1.多在户外活动 2.提倡母乳喂养 3.服鱼肝油
营养性贫血	1.孕母补铁 2.4~6个月的乳儿增加含铁丰富的辅食 3.使用铁制炊具 4.及时治疗胃肠道疾病
肥胖病	1.饮食管理 2.增加运动量 3.针对内分泌失调的病因进行治疗 4.心理治疗
龋齿	1.注意口腔卫生 2.合理营养,多晒太阳 3.预防牙齿排列不齐
急性结膜炎 沙眼	1.教育幼儿不用手揉眼睛 2.勤洗手
急性化脓性中耳炎	1.预防上呼吸道感染和急性传染病 2.教会幼儿用正确的方法擤鼻涕 3.取坐位哺乳,避免呛奶
脓疱疮	1.保持皮肤清洁 2.对病人进行隔离与治疗
蛔虫病	1.粪便无害化处理 2.教育儿童讲究卫生 3.服驱虫药
蛲虫病	1.教育幼儿食前洗手,不吸吮手指 2.避免重复感染
钩虫病	1.粪便无害化处理 2.治疗病人防传播 3.防止钩虫的幼虫侵入皮肤

★ 夯实基础

一、填空题

1.幼儿体温在_____℃以上为高热,无论采取何种降温措施,一般要使体温降至_____℃左右。

2.患上呼吸道感染的儿童若因高热持续不退,咳嗽有增无减、出现喘憋等症状,应考虑并发_____,需及时诊治。

3.小儿高热时可服退热药,也可采用_____降温法,即用凉水浸湿毛巾,敷在病儿前额、颈部两侧,几分钟换一次毛巾。

4.佝偻病是3岁以下小儿因缺乏维生素_____,使钙、磷的吸收和利用受到影响而引起的_____发育障碍。

5.佝偻病人的下肢弯曲,呈"O"形或_____形。

6.残留在牙齿上的食物,在口腔内_____的作用下产生酸,酸把牙齿腐蚀成了龋洞。

7.保持口腔卫生可有效预防龋齿,儿童_____岁以后,可学习刷牙,早晚各一次。

8.患弱视的儿童,因不能建立完善的双眼单视功能,难以形成_____视觉。

9.为保护幼儿视力,要定期为幼儿调换座位,以预防因_____引起的弱视。

10.贫血是指血液中红细胞成分贫乏,红细胞计数每立方毫米在_____万以下,或血红蛋白浓度在_____克/升以下。

11.造成小儿缺铁性贫血的原因主要有先天不足、疾病和_____。

12.婴幼儿的咽鼓管较成人_____,管腔宽,位置呈_____,患上呼吸道感染时,细菌易通过咽鼓管侵入中耳,引起化脓性_____。

13.儿童晒太阳可以预防龋齿,是因为阳光中的紫外线照射到皮肤可以产生维生素_____。

14.为预防肺炎,应积极防治_____病,预防_____、百日咳等传染病。

二、单选题

1.上呼吸道感染是小儿最常见的疾病,它的症状不包括( )。
    A.发热   B.鼻塞、打喷嚏   C.杨梅舌   D.咳嗽

2.3岁以下小儿可因高热出现( ),多发生在病初突发高热时。
    A.皮肤瘙痒   B.惊厥   C.异食癖   D.幻觉

3.预防龋齿最有效的措施是( )。
    A.补钙   B.少吃甜食   C.保持口腔清洁   D.不偏食

4.因食物或食具被病菌污染而引起的胃肠炎多发生在( )季节。
    A.春夏   B.夏秋   C.秋冬   D.春冬

5.佝偻病的症状不包括( )。
    A.高热   B.鸡胸   C.下肢弯曲   D.动作发育迟缓

6.体重超过相应身高应有体重的( )以上即为肥胖。
    A.10%   B.20%   C.25%   D.30%

7.应培养肥胖儿童对运动的兴趣,循序渐进,逐渐增加每天运动量,至少每日运动( )左右,并使之成为习惯。
    A.半小时   B.1小时   C.1.5小时   D.2小时

8.为减少总热量摄入,应限制肥胖儿童摄取哪种营养素?( )
    A.蛋白质   B.维生素   C.无机盐   D.脂肪

9.正确的刷牙方法是(　　　)。

　　A.横着刷牙　　　　　B.用力刷　　　　　　C.顺着牙缝竖刷　　　D.冷水刷牙

10.营养性巨幼细胞贫血是因为缺乏(　　　)或叶酸,影响红细胞的成熟所致。

　　A.维生素 B_6　　　　B.维生素 B_8　　　　C.维生素 B_{11}　　　　D.维生素 B_{12}

11.急性结膜炎和沙眼的预防不包括(　　　)。

　　A.教育幼儿不用手揉眼睛　　　　　　B.点眼药水

　　C.勤洗手　　　　　　　　　　　　　D.流动水洗脸,毛巾专用

12.湿疹是一种多发于(　　　)乳儿的过敏性皮肤病。

　　A.1～2 个月　　　　B.2～3 个月　　　　C.3～4 个月　　　　D.4～5 个月

13.乳母尽量少吃鱼虾及刺激性食物,以免将致敏原经乳汁带给乳儿,是为了预防以下哪种皮肤病?(　　　)

　　A.痱子　　　　　　B.痱毒　　　　　　C.脓疱疮　　　　　　D.湿疹

14.预防婴幼儿腹泻的措施,错误的是(　　　)。

　　A.注意饮食卫生　　　　　　　　　　B.提倡合理喂养

　　C.加强营养　　　　　　　　　　　　D.隔离消毒

15.痱子多发生在多汗或容易受摩擦的部位,不包括(　　　)。

　　A.颈部　　　　　　B.腋窝　　　　　　C.大腿　　　　　　D.腹股沟

16.儿童患蛔虫病的症状不包括(　　　)。

　　A.营养不良,生长发育迟缓　　　　　B.反复发作,脐周围疼痛

　　C.睡眠不安、烦躁不安、磨牙　　　　D.肛门周围及会阴部瘙痒

17.因消化不良可有异食癖的肠寄生虫病是(　　　)。

　　A.钩虫病　　　　　B.蛔虫病　　　　　C.蛲虫病　　　　　D.鞭虫病

18.症状为严重贫血、面色苍白、粪便呈柏油样的肠寄生虫病是(　　　)。

　　A.蛲虫病　　　　　B.蛔虫病　　　　　C.钩虫病　　　　　D.血吸虫病

19.非感染性腹泻的病因不包括(　　　)。

　　A.腹部受凉　　　　B.食物不易消化　　　C.便后不洗手用餐　　D.贪吃冷饮

20.钩虫病的传染途径一般为(　　　)。

　　A.饮食传播　　　　　　　　　　　　B.虫媒传播

　　C.日常生活接触传播　　　　　　　　D.土壤传播

三、判断题

1.小儿上感发热时,因出汗增多,呼吸加快,使机体失水量增加,故应多喝开水。

　　　　　　　　　　　　　　　　　　　　　　　　　　　　　　　(　　　)

2.俗话说:"若要小儿安,常带三分饥和寒",故平时不能给孩子穿得太臃肿,保暖过度。

　　　　　　　　　　　　　　　　　　　　　　　　　　　　　　　(　　　)

3.单纯疱疹性口腔炎为病毒感染,多见于 3 岁左右的小儿。　　　　　(　　　)

4.急性扁桃体炎起病急,高热,小儿可能因高热发生惊厥,咽痛致吞咽困难,头痛,全身不适。

　　　　　　　　　　　　　　　　　　　　　　　　　　　　　　　(　　　)

5.因细菌污染食物引起的腹泻是非感染性腹泻。　　　　　　　　　　(　　　)

6.乳儿以乳类为主食,如不按时添加含铁丰富的辅食,可致贫血。　　　（　　）

7.因遗传因素所致的肥胖,称为单纯性肥胖。　　　（　　）

8.钙化不良,排列不整齐的牙齿,更易患龋齿。　　　（　　）

9.因乳牙会被恒牙取代,故乳牙患龋,不用治疗。　　　（　　）

10.早发现、早治疗弱视是使患儿恢复正常视觉功能的关键。　　　（　　）

11.治疗弱视的最佳年龄阶段为学龄期,随着年龄增长,治愈的可能性逐渐减少。

（　　）

12.贫血会导致食欲不振、面色苍白,但不影响智力发展。　　　（　　）

13.为了保持清洁,可为患急性结膜炎的病儿将眼包扎。　　　（　　）

14.因蛲虫的寿命很短,故患有蛲虫病不用注意卫生也能痊愈。　　　（　　）

15.因沙眼的病原体存在病人的眼泪、眼屎中,故沙眼的传染与个人卫生和环境卫生有密切关系。　　　（　　）

16.因钩虫的虫卵是在土壤中发育为成虫,故勿让小儿赤脚下田,以免感染钩虫病。

（　　）

17.儿童入园后,至少每两年普查一次视力,视力不正常者应去医院检查原因。

（　　）

18.若幼儿经常用歪头偏脑的姿势看东西,或有斜视,应及时去医院检查诊治。

（　　）

19.民间有"拉稀可以泻火""有钱难买六月泻"的说法,故腹泻对幼儿的身体有好处,不用治疗。　　　（　　）

20.预防寄生虫病要防止病从口入,培养幼儿良好的卫生习惯,饭前便后洗手,不吸吮手指。　　　（　　）

四、简答题

1.如何护理患上呼吸道感染的小儿?

2.如何预防上呼吸道感染?

3.简述肺炎的症状。

4.简述肺炎的护理措施。

5.如何护理腹泻的婴幼儿?

6.简述婴幼儿腹泻的预防。

7.简述佝偻病的病因。

8.如何预防佝偻病?

9.简述肥胖病的病因。

10.如何治疗肥胖病?

11.如何预防龋齿?

12.简述弱视的病因。

13.如何预防急性化脓性中耳炎?

14.如何预防脓疱疮?

15.如何预防蛔虫病?

第二节　预防传染病

基本概念

1.**传染病**:由病原体引起的,能在人与人、动物与动物或人与动物之间相互传染的疾病。

2.**免疫**:传染病痊愈后,人体对该传染病产生不感受性。

3.**持久免疫**:人体的免疫状态因病而异,个体之间也有差别,一次得病后几乎不再感染该病。

4.**传染源**:体内有病原体生长、繁殖并能排出病原体的人或动物。传染病患者、病原携带者和受感染的动物是传染源。

5.**病原携带者**:简称携带者,是指无症状而能排出病原体的人(或动物)。

6.**健康携带者**:无该病临床症状,过去未患过该病,而能排出病原体的人,只能用实验室方法检出病原体。

7.**潜伏期携带者**:病原体侵入机体后至开始出现症状前,即潜伏期末就能排出病原体的人。

8.**病后携带者**:症状消失,机体恢复后仍继续排出病原体者。

9.**人畜共患病**:由受感染的动物所传播的病。

10.**传播途径**:病原体由传染源传给易感者,在外界环境所经历的全部过程。

11.**空气飞沫传播**:病人或携带者咳嗽、喷嚏,使病原体随同飞沫被喷到周围的空气中,易感者吸入这种含有病原体的飞沫而形成新的传染。

12.**饮食传播**:病原体污染了食物或饮水,经口进入易感者体内,形成新的传染。

13.**虫媒传播**:病原体通过媒介昆虫(如蚊、白蛉、蚤、虱)直接或间接地传入易感者体内,造成感染。

14.**日常生活接触传播**:病原体随同病人或携带者的排泄物或分泌物排出以后,污染周围的日常用品,如衣被、毛巾、玩具、食具等,在这些杂物上的病原体再通过人的手或其他方式传播到易感者的口鼻或皮肤上,而使之受染的传播。

15.**医源性传播**:医务人员在检查、治疗和预防疾病时或实验室操作过程中造成的传播。

16.**母婴传播**:包括胎盘传播、哺乳传播和产后母婴密切接触传播。

17.**易感者**:对某种传染病缺乏特异性免疫力,被传染后易发病的人。

18.**抗原**:凡能刺激人体产生抗体,并能与相应的抗体发生特异性反应的物质。

19.**抗体**:病原微生物刺激人体后,机体产生一种具有抗御作用的特异性质的蛋白质。它以不同的方式消灭侵入机体的病原微生物及其所产生的毒素。

20.**疫苗**:能使人体产生免疫力的一切病原微生物制品。

21.**计划免疫**:为了提高人群免疫水平,控制和消灭传染病,进行的系统的、有计划有

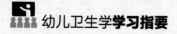

组织的预防接种。

22.**基础免疫**:为了达到保护的目的,选择几种对小儿威胁较大的传染病疫苗,在短期内接种到小儿体内,使他们获得对这些传染病的免疫力,并为今后的免疫打下基础,这种初次接种叫基础免疫。

23.**加强免疫**:经基础免疫后,体内获得相当的免疫力,经一段时间后,免疫力下降到一定程度时,若重复接种一次,就可使免疫力再度提高,以巩固免疫效果,这种复种称为加强免疫。

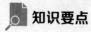 **知识要点**

一、传染病的特性

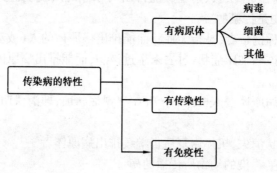

二、传染病发生和流行的三个环节

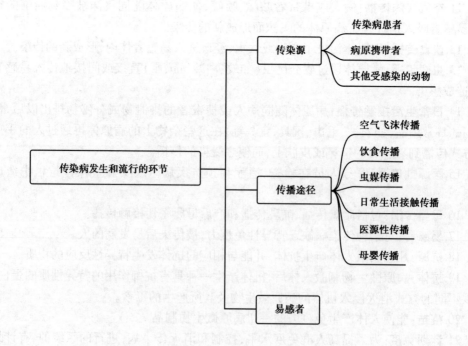

三、儿童常见传染病

病　名	传播途径	典型症状	预　防
水痘	经飞沫传播	水疱	1.早发现、早隔离病人 2.接触者检疫
麻疹	经飞沫传播	科氏斑	1.接种疫苗 2.进行人工被动免疫 3.病人停留过的房间,开窗通风3小时 4.接触者检疫
风疹	经飞沫传播	耳后及枕部的淋巴结肿大	接种疫苗
流行性腮腺炎	经飞沫传播	腮腺肿大	1.病人隔离至腮腺完全消肿 2.服板蓝根冲剂
百日咳	经飞沫传播	阵咳并发出"鸡鸣"样吼声	1.接种百白破混合制剂 2.早发现、早隔离病人 3.接触者检疫
猩红热	经飞沫、日常生活接触传播	杨梅舌	1.早隔离病人 2.接触者检疫 3.室内用食醋熏蒸消毒
流行性脑脊髓膜炎（流脑）	经飞沫传播	剧烈头痛、呈喷射状频繁呕吐	1.接种流行性脑脊髓膜炎菌苗 2.室内经常开窗通风,保持空气新鲜 3.接触者检疫
传染性肝炎	甲肝:经饮食传播 乙肝:经血液、母婴传播	分为黄疸型与无黄疸型	1.防止病从口入 2.做好日常的消毒工作 3.预防接种按严格的消毒要求操作 4.工作人员定期健康检查 5.早发现、早隔离病人
细菌性痢疾	经饮食传播	频繁腹泻、大便内有黏液及脓血	1.早期发现、隔离及治疗病人和带菌者 2.加强卫生 3.服马齿苋煎剂
流行性乙型脑炎（乙脑）	经虫媒传播	头痛、喷射性呕吐、嗜睡	1.流行期前1~2月接种乙脑疫苗 2.搞好环境卫生,消灭蚊虫孳生地
手足口病	经日常生活接触传播	手、足、口长水疱	勤洗手、吃熟食、喝开水、勤通风、晒衣被、煮餐具

★ 夯实基础

一、填空题

1.传染病是由_____引起的,能在人与人、动物与动物或_____之间相互传染的疾病。

2.传染病的特性包括有病原体、有免疫性、_____。

3.传染病的发生和流行必须具备传染源、_____和_____,三个环节缺一不可。

4.传染源是指体内有_____生长、繁殖,并能排出病原体的人或动物。

5.病原体由传染源传给易感者,在外界环境所经历的全部过程,称为_____。

6.对某种传染病缺乏特异性免疫力,被传染后易发病的人,称为对该种传染病的_____。

7.乙肝的传播方式为_____和_____。

8.一次得病后几乎不再感染,称为_____免疫,如麻疹、水痘。

9.病原体包括_____、病毒等,每种传染病都有其特异的病原体,如麻疹的病原体是麻疹病毒,结核病的病原体是_____。

10.病原微生物刺激人体后,机体产生一种具有抗御作用的特异性质的蛋白质,这种蛋白质叫_____。机体产生了抗体,就具有了_____。

11.凡能刺激人体产生抗体,并能与相应的抗体发生特异性反应的物质,称_____。

12.麻疹多发于_____至8个月的小儿。

13.流行性腮腺炎患者在腮腺肿大期间,唾液中有_____,可经_____传播。

14.流行性乙型脑炎是由乙脑病毒引起的急性_____系统传染病。

二、单选题

1.传染源包括(   )。

　A.传染病患者、病原携带者、受感染的动物

　B.传染病患者、病原携带者

　C.病原携带者、受感染的动物

　D.传染病患者

2.传染病的特性不包括(   )。

　A.有传染性　　　B.有免疫性　　　C.有自愈性　　　D.有病原体

3.受感染的动物是重要的(   )。

　A.传染源　　　B.传播途径　　　C.易感者　　　D.病原体

4.由受感染的动物所传播的病称为人畜共患病,以下哪种疾病不是人畜共患病?(   )

　A.流行性乙型脑炎　B.禽流感　　　C.肺结核　　　D.狂犬病

5.以下哪种动物是流行性乙型脑炎的重要传染源?(   )

　A.猪　　　B.牛　　　C.羊　　　D.鸡

6.百日咳、猩红热、麻疹、流行性感冒等呼吸道传染病的传播方式是(　　)。

　　A.饮食传播　　　　　　　　　　　　B.空气飞沫传播

　　C.虫媒传播　　　　　　　　　　　　D.日常生活接触传播

7.以下传染病不是通过饮食传播的是(　　)。

　　A.伤寒　　　　　B.甲型肝炎　　　　C.细菌性痢疾　　　　D.风疹

8.乙脑的传播方式是(　　)。

　　A.血液传播　　　B.饮食传播　　　　C.虫媒传播　　　　D.空气飞沫传播

9.为提高人群免疫水平,控制和消灭传染病,必须进行系统的、有计划、有组织的(　　)。

　　A.灭蚊灭蝇　　　B.灭菌消毒　　　　C.预防接种　　　　D.强身健体

10.以下属于传染病的是(　　)。

　　A.中耳炎　　　　B.扁桃体炎　　　　C.腮腺炎　　　　D.痱子

11.水痘是由水痘病毒引起的呼吸道传染病,发病率最高的小儿年龄段为(　　)。

　　A.5个月~2岁　　B.6个月~3岁　　C.7个月~4岁　　D.8个月~2岁

12.麻疹一年四季都可发生,但以(　　)季节多见。

　　A.夏秋　　　　　B.秋冬　　　　　　C.冬春　　　　　　D.春夏

13.早期诊断麻疹的重要依据是(　　)。

　　A.四肢出水疱　　B.科氏斑　　　　　C.喷射性呕吐　　　D.惊厥

14.病初低热,初为红色丘疹,先见于头皮、面部,渐延及躯干、四肢,后成水疱的传染病是(　　)。

　　A.猩红热　　　　B.水痘　　　　　　C.麻疹　　　　　　D.风疹

15.幼儿急疹的传染性不强,多发生在(　　)年龄的小儿。

　　A.6个月~1岁　　B.6个月~1岁半　　C.6个月~2岁　　D.6个月~2岁半

16.症状为发热、头痛、喷射性呕吐、体温可达40℃以上,抽风、昏迷的传染病为(　　)。

　　A.乙脑　　　　　B.乙肝　　　　　　C.猩红热　　　　　D.流行性腮腺炎

17.流行性腮腺炎的护理措施,错误的是(　　)。

　　A.保持口腔清洁　　　　　　　　　　B.检查尿液

　　C.软食为宜　　　　　　　　　　　　D.服用板蓝根冲剂

18."杨梅舌"表现为舌乳头肿大突出,很像杨梅,是以下哪种传染病的症状?(　　)

　　A.猩红热　　　　B.风疹　　　　　　C.麻疹　　　　　　D.水痘

19.肠道传染病经(　　)传播尤为普遍,故应培养幼儿养成良好的清洁卫生习惯。

　　A.医源性　　　　B.血液　　　　　　C.饮食　　　　　　D.空气飞沫

20.无论甲肝乙肝,在症状上都可分为黄疸型和无黄疸型,无黄疸型肝炎的症状不包括(　　)。

　　A.食欲不振　　　　　　　　　　　　B.乏力

　　C.巩膜、皮肤出现黄疸　　　　　　　D.头晕

三、判断题

1.传染病是由病原体引起的,在人与人、动物与动物之间相互传染的疾病。 （   ）

2.病原携带者包括健康携带者和病后携带者两种。 （   ）

3.容易患感冒的人群被称为易感者。 （   ）

4.水痘主要经飞沫传播,皮肤疱疹破溃后,可经衣物、用具等传染。 （   ）

5.流行性腮腺炎起病急,1~2天后腮腺肿大,肿大以耳垂为中心。 （   ）

6.水痘的传染性很强,多发于夏秋季。 （   ）

7.麻疹是由细菌引起的呼吸道传染病。 （   ）

8.麻疹的皮疹先见于耳后、颈部,渐至面部、躯干、四肢,最后手心、脚心出疹。

（   ）

9.风疹病初可能有发热、咳嗽、流鼻涕等症状,体温多在39 ℃以上。 （   ）

10.风疹患者在发热时应卧床休息,多喝开水。 （   ）

11.传染病痊愈后,人体对该传染病产生感受性,称为免疫。 （   ）

12.病原携带者简称携带者,是指有传染病症状而能排出病原体的人(或动物)。

（   ）

13.乙肝多为黄疸型肝炎。 （   ）

14.乙脑多发生于夏秋季节。 （   ）

15.麻疹病人食欲不振,故适合全素食。 （   ）

16.能使人体产生免疫力的一切病原微生物制品,统称疫苗。 （   ）

17.乙脑起病急,发热、头痛,体温可达40 ℃以上,抽风、昏迷。 （   ）

18.人感染了甲肝病毒后,约经2个月的潜伏期发病,多为黄疸型肝炎。 （   ）

19.细菌性痢疾是由病毒引起的肠道传染病。 （   ）

20.甲肝主要经饮食传播。 （   ）

四、简答题

1.简述传染病的特性。

2.简述传染病发生和流行的环节。

3.传染病的传染源包括哪几种?

4.请列举传染病的6种传播途径。

5.请列举5种通过空气飞沫传播的呼吸道传染病。

6.水痘、乙脑、甲肝、乙肝、细菌性痢疾的传播途径分别是什么?

7.怎样护理麻疹病儿?

8.怎样预防麻疹?

9.简述流行性腮腺炎的护理措施。

10.简述百日咳的预防措施。

11.简述猩红热的护理措施。

12.简述流行性脑脊髓膜炎的预防。

13.简述肝炎的预防措施。

14.简述细菌性痢疾的预防措施。

15.简述乙脑的预防措施。

第三节　常用护理技术和急救术

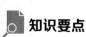 **知识要点**

一、常用护理技术

护理技术	操作要点	注意事项
测体温	一看、二甩、三擦、四放、五夹、六取、七读数	测5分钟
测脉搏	一找、二按、三计数	安静状态时测1分钟
点眼药水	一擦眼屎、二分眼皮、三滴药液、四闭眼睛、五提眼皮、六转眼球	药液滴在下眼皮内
滴鼻药	一仰卧、二滴药、三按压、四保持	滴药后保持原姿势3~5分钟
滴耳药	一侧卧、二牵拉、三滴药、四压揉、五保持	滴药后保持原姿势5~10分钟
冷敷降体温	一折叠、二浸湿、三拧干、四冷敷、五更换	每5~10分钟换一次毛巾,发生寒战应停止冷敷
鼻腔异物	擤鼻、打喷嚏	不能用镊子夹取
咽部异物	及时就医	不能硬往下吞食
眼内异物	一可眨眼哭泣、二可温水冲洗、三可翻开眼睑擦去异物	不可用手或手帕揉搓眼部
外耳道异物	物夹取、虫诱爬（或滴酒精）、水跳出	豆类等植物性异物会遇水膨胀,忌用水灌冲
气管异物	一身后搂腰、二指背顶腹、三叠手推压、四间隔用力、五冲出异物	患儿昏迷时采用仰卧体位,在其上腹部进行冲击性推压
止鼻血	一静坐、二低头、三张口、四压迫、五冷敷、六塞鼻、七就医	止血后,2~3小时内不要做剧烈运动
晕厥*	一平卧、二松衣、三低头、四抬脚、五饮水	可喝含糖的热饮料

二、急救术

（一）突发疾病的处理

病　名	处理要点	注意事项
惊厥	一侧卧、二松衣、三防摔、四垫牙、五擦痰、六针灸	不要紧搂着、按着幼儿
休克	一平卧、二头低、三保暖、四就医	速送医院治疗
癫痫	一搀扶、二垫牙、三翻身、四松衣、五守护、六擦拭、七防摔、八就医	入园前了解幼儿有无癫痫史 若牙关紧闭，不能强行撬开
中暑	一转移、二松衣、三躺卧、四散热、五饮水、六滴药	多喝清凉饮料
冻伤	保暖复温	重度冻伤应及时就医

（二）意外事故的急救处理

事故名	处理要点	注意事项
骨折	固定后送医院	运送医院要平稳
溺水	一救护、二清除、三松衣、四控水、五检查、六急救（人工呼吸，胸外心脏挤压）	复苏开始得越早，成功率越高
一氧化碳中毒（煤气中毒）	一开窗、二抬离、三保暖、四就医	不能受冻 不能灌酸菜汤、灌醋
食物中毒*	送医院抢救	收集残留食物、呕吐物、排泄物送医院检查
误服毒物	一催吐、二洗胃、三就医	食入毒物已过 4 小时，洗胃无用，速送医院

（三）起死回生术

起死回生术	操作要点	注意事项
口对口吹气法	一清除、二吹气	对小婴儿:每隔 2~3 秒吹一次 对较大的儿童:每隔 3~4 秒吹一次
胸外心脏挤压法	一平躺、二挤压	对新生儿:每分钟按压 180 次左右 对 1 岁以内的婴儿:按压胸骨偏下方 对 1~8 岁小儿:每分钟按压 80 次左右

（四）突发伤害的急救处理

人为伤害	处理要点	预防
划伤,割伤	一按压止血、二酒精消毒、三敷消毒纱布、四绷带包扎	利器碎物保管好,手有利器不奔跑,碰到碎物告老师,正确使用小剪刀
扭伤	轻微扭伤:一冷敷、二涂药、三平躺、四抬脚、五垫脚 严重扭伤:禁走动,速就医	幼儿鞋袜要合脚,不奔跑也不争抢,幼儿活动常关注,危险因素常提醒,楼梯台阶不能高,防护措施不能少
抓伤,咬伤	皮肤没有破损:一按摩、二温敷 皮肤破损流血:一冲洗、二拭干、三消毒、四止血、五消炎、六就医	晨检用心细检查,指甲宜短不宜长,不抓不咬好朋友,团结友爱好娃娃
挤伤	无破损:一冲洗、二冷敷、三举高 出血:一消毒、二包扎、三冷敷 指甲掀开或脱落:速就医	班级门窗勤检查,门窗固定防挤压,班级桌凳不乱动,桌凳固定防挤压,校车安全常记心,上车下车防挤压
跌伤	一不揉、二冷敷、三热敷、四按摩	高处台阶不跳跃,跳跃奔跑不大力,鞋带系好不绊倒,牢记安全不跌倒
刺伤	一清洗、二挑刺、三拔刺、四挤血、五消毒、六就医、七打针(预防破伤风)	木制玩具常检查,断裂更换防扎伤,室内不能用图钉,饰物不能别衣上

（五）特殊意外伤害的急救处理

意外伤害	处理要点	预防措施
烫伤	轻度烫伤:一脱离烫源、二冷水浸冲、三脱衣保洁、四涂抹药物 重度烫伤:一脱离烫源、二小心剪衣、三覆盖纱布、四速送医院	饮水饮食先晾凉,再进班级防烫伤碗内食物先晾凉,幼儿再端防烫伤碗盛食物莫太满,三分之二刚刚好食物周围勿打闹,打翻食物烫得慌
触电	一切断电源、二挑开电线(用木棍等绝缘工具)、三立即急救、四速送医院	电源电线常检查,漏电危险莫忽视电源插座有标志,玩电风险莫忽视
叮咬伤	蜂蛰伤:一针挑毒刺、二挤压排毒、三防止挠抓、四用药就医(蜜蜂可先外敷肥皂水,黄蜂可先外敷醋)	定期消毒保清洁,户外活动防虫蜂蜜蜂飞舞身莫动,以防它要来攻击
地震	在户外:一蹲下、二护头、三避物、四撤离 在室内:蹲在墙根处,抓物以防摔,用手护头颈,湿巾捂口鼻,窗前不能站,阳台不能去,跳楼不可取	放好物品防坠落,加强演练防恐慌
火灾	一报警、二疏散、三蒙鼻、四撤离、五清人、六汇报,莫跳楼,莫救火,莫恋物	安全防范常加强,安全教育常开展

★ **夯实基础**

一、填空题

1.在给幼儿测体温前,先要看看体温计上的水银线是否在_____℃以下,测体温后,体温表里水银遇热上升的刻度就是_____的度数。

2.测体温时,应把体温表的水银端放在小儿的_____中间,测_____分钟后取出。

3.给小儿滴眼药水时,应用左手食指、拇指轻轻分开小儿上下眼皮,让小儿头向_____仰,眼向_____看。

4.给小儿滴鼻药时,应让小儿_____卧,肩下垫上枕头,使头后仰_____向上。

5.给幼儿冷敷时,可将湿毛巾放在_____、腋窝、肘窝、腘窝、腹股沟(大腿根部)等处,一般每_____分钟换一次。

6.晕厥是由于短时间的大脑_____不足而失去知觉,突然晕倒在地。

7.惊厥俗称抽风,以是否伴有体温升高来分类,可分为_____和_____两类。

8.不伴发热的抽风,幼儿以_____为致抽风的常见原因。

9.桡骨小头半脱位又名_____,是儿童最常见的一种脱臼。

10.肋骨骨折后,若伤者感到呼吸困难,表示已伤及_____,因此不能处理断骨,应速送医院。

11.腰椎骨折患者严禁弯腰、走动,也不得搀扶、抱持伤者使腰部弯曲,应由数名救护者动作一致地托住伤者的肩胛、腰和臀部,将伤者_____到木板上,伤者_____卧,并用宽布带将其身体固定在木板上。

12.不管因哪种伤害造成呼吸极其微弱或呼吸停止,要立即施行人工呼吸,因为呼吸完全停止_____分钟以上就濒临死亡。

13.对1~8岁小儿进行胸外心脏挤压,每分钟按压_____次左右。

二、单选题

1.手腕部靠拇指侧的桡动脉是最常采用的测脉搏的部位,一般测(　　　　)。

    A.半分钟　　　　　　B.一分钟　　　　　　C.一分半　　　　　　D.两分钟

2.滴眼药时,应将眼药滴在(　　　　)内,每次1~2滴。

    A.上眼皮内　　　　　B.下眼皮内　　　　　C.眼角膜　　　　　　D.下眼睑

3.给幼儿滴鼻药后,应让幼儿保持原姿势(　　　　)。

    A.1~2分钟　　　　　B.1~3分钟　　　　　C.2~4分钟　　　　　D.3~5分钟

4.给幼儿滴耳药后,应轻轻按压耳屏,使药液充分进入外耳道,并保持原姿势(　　　　)。

    A.3~5分钟　　　　　B.4~8分钟　　　　　C.5~10分钟　　　　D.10~15分钟

5.给小儿滴眼药水一般每次1~2滴,滴鼻药和滴耳药一般每次(　　　　)。

    A.1~2滴　　　　　　B.2~3滴　　　　　　C.3~4滴　　　　　　D.4~5滴

6.在给幼儿止鼻血时,错误的方法是(　　　)。

　　A.头略低,张口呼吸　　　　　　　　B.仰头不让鼻血流出

　　C.鼻部用湿毛巾冷敷　　　　　　　　D.不紧张,保持安静

7.鼻出血后,捏住鼻翼,一般压迫(　　　)可止血。

　　A.3 分钟　　　　　　B.5 分钟　　　　　　C.8 分钟　　　　　　D.10 分钟

8.鼻血止住后,(　　　)不做剧烈运动。

　　A.半小时内　　　　　B.1~2 小时内　　　　C.2~3 小时内　　　D.3~4 小时内

9.若当即发现小儿将异物塞进一侧鼻孔,错误的做法是(　　　)。

　　A.压住另一侧鼻孔擤鼻　　　　　　B.安慰孩子不要紧张

　　C.让孩子自己用手指捅出　　　　　　D.去医院

10.测体温前,先要看看体温计的水银线是否在(　　　),否则测出的体温不准确。

　　A.34 ℃以下　　　B.35 ℃以下　　　C.36 ℃以下　　　D.37 ℃以下

11.给幼儿测腋下温度一般需(　　　)才准确。

　　A.2 分钟　　　　　　B.3 分钟　　　　　　C.4 分钟　　　　　　D.5 分钟

12.不伴发热的抽风,婴儿以"手足搐搦症"多见,主要因缺(　　　)所致。

　　A.碘　　　　　　　B.铁　　　　　　　C.锌　　　　　　　D.钙

13.幼儿晕厥,以下说法不正确的是(　　　)。

　　A.晕厥前,多有短时间的头晕、恶心、心慌、眼前发黑等症状

　　B.常由于疼痛、空气闷热、站立时间过久、精神紧张等原因引起

　　C.晕倒在地后,病儿面色苍白、四肢冰冷、出冷汗

　　D.让病儿平卧,松开衣领、腰带,头部可略抬高,脚略放低

14.若遇小儿抽风,不正确的做法是(　　　)。

　　A.让幼儿仰卧,松开衣扣、裤袋

　　B.保护病儿不要从床上摔下,但不要紧搂着、按着病儿

　　C.用毛巾或手帕拧成麻花状放在上下牙之间,以免咬破舌头

　　D.随时擦去痰涕,可针灸或重压人中穴

15.骨折的急救原则是(　　　),这种处理叫"固定。

　　A.限制伤肢再活动　　　　　　　　B.避免断骨再刺伤周围组织

　　C.减轻疼痛　　　　　　　　　　　　D.以上都是

16.一氧化碳中毒,以下说法错误的是(　　　)。

　　A.马上开窗通风,尽快把中毒者抬离中毒现场,使其呼吸到新鲜空气

　　B.给中毒者保暖

　　C.给中毒者灌酸菜汤或醋,以缓解症状

　　D.中毒严重者,立即送医院急救

17.幼儿溺水后应抓紧水上救护,救上岸后,正确的操作步骤是(　　　)。

①检查呼吸、心跳

②根据呼吸、心跳的情况进行口对口人工呼吸、胸外心脏挤压

③迅速清除口鼻内的淤泥杂草,松解内衣、裤带

④控水

    A.③④①②   B.③①④②   C.④③①②   D.④①②③

18.对较大的儿童进行口对口人工呼吸,应每隔(　　　)吹一次。

    A.1~2 秒   B.2~3 秒   C.3~4 秒   D.4~5 秒

19.对 1 岁以内的婴儿进行胸外心脏挤压时,应左手托其背,右手用两个手指按压

(　　　)。

    A.胸骨偏上方   B.胸骨偏下方   C.胸骨偏左   D.胸骨偏右

20.对 1~8 岁小儿做胸外心脏挤压,用手掌根部按压胸骨偏下方,使胸骨下陷(　　　)

左右。

    A.1 厘米   B.2 厘米   C.3 厘米   D.3.5 厘米

三、判断题

1.因脉搏易受体力活动及情绪变化的影响,为减少误差,需在小儿安静时测。(　　　)

2.给小儿点完眼药水后,应让他轻轻闭上眼睛,使药液均匀布满眼内。(　　　)

3.为避免给小朋友滴错眼药,在滴药前必须先核对药名。(　　　)

4.给小儿滴入鼻药后,需轻轻按压鼻翼,才能使药液均匀接触鼻腔黏膜,并进入鼻道,

以发挥疗效。(　　　)

5.小儿冷敷时发生寒战、面色发灰是正常现象,可继续冷敷。(　　　)

6.若发现小儿将异物塞入一侧鼻孔,可用一把小镊子将异物夹出。(　　　)

7.孩子被骨头渣、鱼刺、枣核等扎在嗓子上,不能硬往下吞食以求将异物咽下。

(　　　)

8.孩子流鼻血时应让其仰头,以防血液越流越多。(　　　)

9.孩子鼻出血较多时,可用脱脂棉卷塞入鼻腔,填塞紧些才能止血。(　　　)

10.晕厥的病儿经过短时间的休息清醒后,可喂其喝些含糖的冷饮。(　　　)

11.若因高热抽风,既可采取物理降温也可服退烧药。(　　　)

12.牵拉肘经医生复位后,仍需注意保护关节,勿再受暴力牵拉。(　　　)

13.肢体骨折后,可用薄木板将伤肢固定,木板的长度和伤处的上下两个关节同长即可。

(　　　)

14.肢体骨折的患者如果皮肉受损,断骨露在外面,应该把断骨尽快还纳回去。

(　　　)

15.口对口吹气法是一种简便的人工呼吸的方法,常可起到起死回生的效果。

(　　　)

16.对小婴儿口对口吹气应用嘴衔住婴儿的口鼻往里吹气,每 2~3 秒吹一次。

(　　　)

17.呼吸和心跳同时停止的垂危病人,应先进行口对口吹气再进行胸外心脏挤压。

(　　　)

18.对新生儿进行胸外心脏挤压,每分钟按压 100 次左右。(　　　)

19.煤气中毒是一氧化碳中毒。　　　　　　　　　　　　　　（　　　）

20.幼儿鼻出血后,1小时内不能做剧烈运动。　　　　　　　（　　　）

四、简答题

1.简述测量体温的步骤。

2.简述点眼药水的方法步骤。

3.简述点鼻药的方法步骤

4.简述滴耳药的方法步骤。

5.简述冷敷降体温的步骤。

6.简述止鼻血的方法步骤。

7.简述幼儿晕厥的处理方法。

8.简述幼儿惊厥(抽风)的急救措施。

9.简述桡骨小头半脱位的急救措施。

10.简述肢体骨折的急救措施。

11.简述肋骨骨折的急救措施。

12.简述颈椎骨折的急救措施。

13.简述腰椎骨折的急救措施。

14.简述溺水的急救措施。

15.简述一氧化碳中毒的急救措施。

第四节　婴幼儿心理健康

■ 基本概念

1.**健康**:身体、心理和社会适应的健全状态,而不只是没有疾病或虚弱现象。

2.**功能性遗尿**:若3岁以后经常在白天不能控制排尿或不能于睡觉时醒来自觉地排尿,在排除了躯体疾病的原因之后,称为功能性遗尿症。

3.**口吃**:口吃并非生理上的缺陷或发音器官的疾病,而是与心理状态有着密切关系的言语障碍。多见于体弱或特别易兴奋的儿童。

4.**缄默症**:幼儿的言语机能和智力都没有障碍,只是由于精神因素引起缄默不语。

5.**屏气发作**:又称呼吸暂停症,该症的主要特征是婴幼儿在情绪急剧变化时出现呼吸暂停的现象。

6.**暴怒发作**:儿童在自己的要求或欲望得不到满足或受到挫折时,就哭闹、尖叫、在地上打滚、用头撞墙、撕东西、扯自己的头发等过火行为。

知识要点

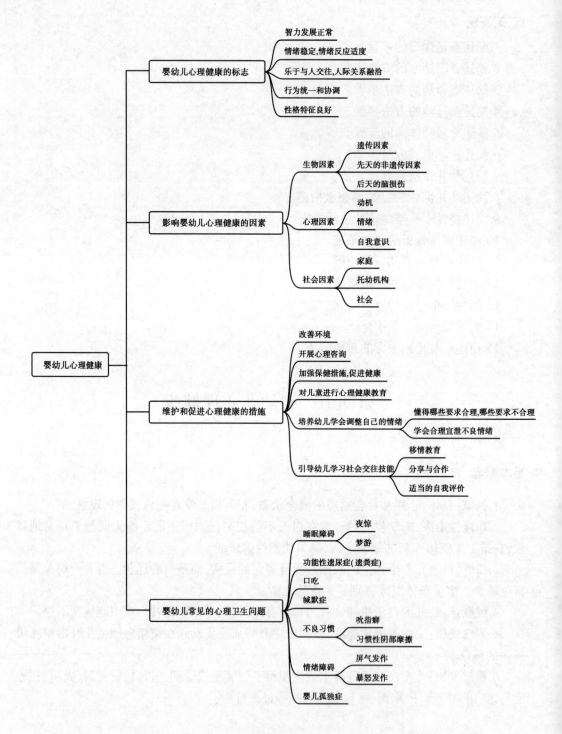

★ 夯实基础

一、填空题

1.健康是指身体、_____和_____的健全状态,而不只是没有疾病或虚弱现象。

2.正常的_____水平是儿童与周围环境取得平衡和协调的基本心理条件。

3.影响婴幼儿心理健康的因素有生物因素、_____和_____,它们相互联系,不可分割地交织在一起,对儿童的心理产生影响。

4.影响儿童心理健康的心理因素有动机、情绪和_____等。

5.正确的自我认识,是儿童使自己的行为适应_____的基本条件之一。

6.成人可从_____、_____和恰当的自我评价等方面引导幼儿学习社会交往技能。

7.在培养幼儿学会调整自己的情绪方面,除了要让其懂得哪些要求合理,哪些要求不合理以外,还要让其学会_____宣泄不良情绪。

8._____和紧张不安是引起小儿夜惊的主要精神因素,消除这些精神因素和有关疾病因素,保持_____的作息时间,多数儿童夜惊现象可自行消失。

9.若儿童_____岁以后经常在白天不能控制排尿或不能于睡觉时醒来自觉地排尿,在排除了躯体疾病的原因之后,则称为_____。

10.婴儿孤独症又称_____,他们似乎生活在一个自我封闭的"壳"里,与外界建立不起情感联系。

11.功能性遗尿症的诱因包括排尿习惯不良、精神因素和_____。

12.婴儿孤独症的心理障碍表现为_____、语言障碍和行为异常。

13.口吃的主要诱因是_____。

14.对孤独症患者的康复训练应把重点放在_____的提高上,给患儿创造_____的生活环境,要有信心。

二、单选题

1.对婴幼儿来说,(　　)是第一重要的。
　　A.营养　　　　　　B.健康　　　　　　C.聪明　　　　　　D.少生病

2.情绪(　　),情绪反应适度是婴幼儿心理健康的标志之一。
　　A.稳定　　　　　　B.低落　　　　　　C.多变　　　　　　D.愉快

3.当幼儿难过时,以下哪项是其适度的情绪反应?(　　)
　　A.哭泣　　　　　　B.扔东西　　　　　　C.发脾气　　　　　　D.暴怒

4.心理健康的儿童,具备以下哪种性格特征?(　　)
　　A.热情、勇敢　　　B.自卑、消极　　　C.自私、任性　　　D.以自我为中心

5.(　　)是人最基本、最低级的需要,若家长只注意满足孩子的这一需要,而忽略孩子其他更高层次的需要,孩子就容易产生不良情绪。
　　A.安全需要　　　　B.爱与归属需要　　C.尊重需要　　　　D.生理需要

6.影响婴幼儿心理健康的因素不包括(　　)。

    A.生物因素　　　　B.心理因素　　　　C.精神因素　　　　D.社会因素

7.妊娠早期受致畸因素影响,胎儿先天畸形,长大后因此而自卑,可见(　　)是影响婴幼儿心理健康的生物因素。

    A.遗传因素　　　　　　　　　　　B.疾病因素

    C.后天的脑损伤　　　　　　　　　D.先天的非遗传因素

8.在学前儿童中,较多的儿童表现出(　　)评价自己。

    A.过低地　　　　　B.过高地　　　　　C.客观地　　　　　D.随意地

9.(　　)是学前儿童社会化的主要场所。

    A.幼儿园　　　　　B.家庭　　　　　　C.社区　　　　　　D.早教中心

10.家长对孩子(　　)会让其养成自私、任性、以自我为中心、骄横等不良品行。

    A.过于严格　　　　B.放任　　　　　　C.溺爱　　　　　　D.虐待

11.家长对孩子期望过高,要求过严,教育方式简单粗暴,会让孩子产生(　　)的行为倾向。

    A.自卑退缩　　　　B.冷漠　　　　　　C.无所适从　　　　D.以上都是

12.受父母(　　)的儿童,会欺侮比他弱小的儿童。

    A.批评　　　　　　B.表扬　　　　　　C.虐待　　　　　　D.疼爱

13.在小儿(　　)时,就可开始训练自觉地控制排尿,以防因排尿习惯不良而引起功能性遗尿症。

    A.3~6个月　　　　B.5~10个月　　　　C.6~12个月　　　　D.10~18个月

14.下面说法错误的是(　　)。

    A.小儿坐在便盆上边玩边尿,会让其对排尿毫无约束能力,日久易形成遗尿症

    B.在手指上涂苦味药或裹上手指等强制方法矫治吮指癖效果明显

    C.幼儿说话时有口吃,成人不必提醒,不要使幼儿因说话不流畅而感到紧张不安

    D.儿童出现暴怒发作,往往是因为每次发作,家长就会妥协,满足他的要求

15.患缄默症的孩子缄默不语,多因紧张、恐惧或被人嘲笑等精神因素引起,是一种(　　)反应。

    A.保护性　　　　　B.抑制性　　　　　C.攻击性　　　　　D.强制性

16.遗粪症是指(　　)或在这一年龄以上,仍经常不能控制排便。

    A.2岁　　　　　　B.3岁　　　　　　C.4岁　　　　　　D.5岁

17.以下说法正确的是(　　)。

    A.孩子屏气发作是遇到不合己意的事情时的无理取闹,家长应在孩子发作时批评制止

    B.幼儿在疲劳、厌倦、恐惧或受到惩罚后可能出现吸吮手指的情况,不及时纠正,易形成不良习惯

    C.口吃是生理上的缺陷或发音器官的疾病,与心理状态无关

    D.培养幼儿定时排便的习惯不是预防遗粪症的措施之一

18.屏气发作多为(　　)以下的小儿,3岁以后很少发生,6岁以后更为罕见。

    A.2岁　　　　　　　B.3岁　　　　　　　C.4岁　　　　　　　D.5岁

19.对婴儿孤独症的说法,错误的是(　　)。

    A.有语言功能但往往缄默不语,常自言自语,无视他人

    B.孤独、退缩,对亲人没有依恋之情

    C.常以奇异、刻板的方式对待某些事物,如反复敲打一个物体或长时间把一个东西转来转去

    D.能够领会表情的含义,能够表达自己的要求和情感

20.对于如何维护和促进儿童的心理健康,错误的是(　　)。

    A.应对儿童进行心理健康教育

    B.儿童的年龄太小,不用对其开展心理咨询

    C.应培养儿童学会调整自己的情绪,不乱发脾气

    D.多给儿童创造一些合作与分享的机会,学习社会交往技能

三、判断题

1.对婴幼儿来说,良好的智力发展是第一重要的。　　　　　　　　　　　(　　)

2.妞妞小朋友很少生病,则可以认为她非常健康。　　　　　　　　　　　(　　)

3.心理健康的儿童乐于与人交往,也希望通过交往而获得别人的了解、信任与尊重。

　　　　　　　　　　　　　　　　　　　　　　　　　　　　　　　　(　　)

4.外伤引起的脑震荡可影响幼儿的智力,诱发行为问题,影响心理健康。　(　　)

5.不良情绪人人都有,不是儿童与他人进行交往和参与各种活动的障碍。　(　　)

6.幼儿教师对幼儿的爱心和耐心会让幼儿感到温暖,有利于他的心理健康。(　　)

7.良好的家庭环境塑造良好的个性。　　　　　　　　　　　　　　　　　(　　)

8.科学地组织和安排幼儿园的保教活动能促进幼儿的心理健康。　　　　　(　　)

9.培养孩子学会调整自己的情绪,就是让孩子学会压制自己的情绪不宣泄。(　　)

10.我们应让幼儿学会:受到挫折、委屈和打击,要用合理的方式宣泄,以减轻心理上的压力。　　　　　　　　　　　　　　　　　　　　　　　　　　　　　(　　)

11.遗尿症大多见于易兴奋、胆小、过于敏感的小儿。　　　　　　　　　　(　　)

12.幼儿遇到伤心的事时,打人、骂人、在地上打滚是合理的宣泄方式。　　(　　)

13.能享受到家庭温暖的儿童,在人格发展上一般是健全的。　　　　　　　(　　)

14.大众传播媒介,如电影、书籍、网络等,不会影响儿童的心理健康。　　(　　)

15.有婴儿孤独症的孩子兴趣广泛,要求常变换周围的生活环境和生活方式。

　　　　　　　　　　　　　　　　　　　　　　　　　　　　　　　　(　　)

16.对正在屏气发作的孩子,家长应镇静,并在孩子恢复后,用讲故事等方式缓解其紧张情绪。　　　　　　　　　　　　　　　　　　　　　　　　　　　　　　(　　)

17.当发现小儿有阴部摩擦的习惯时,应转移其注意力并加以正确引导,不可惩罚、责骂、讥笑。　　　　　　　　　　　　　　　　　　　　　　　　　　　　　　(　　)

18.屏气发作的小儿,轻者呼吸暂停0.5~1分钟,重者呼吸暂停2~3分钟。　(　　)

19.为了锻炼患有缄默症的孩子,在人多的场合要鼓励他们说话。　　（　　）

20.心理健康的孩子"身在福中知福",愉快、乐观。　　（　　）

四、简答题

1.简述婴幼儿心理健康的标志。

2.简述影响婴幼儿心理健康的因素。

3.简述维护和促进婴幼儿心理健康的措施。

4.成人应从哪些方面引导幼儿学习社会交往技能?

5.请列举5种婴幼儿常见的心理卫生问题。

6.简述儿童功能性遗尿的诱因。

7.如何矫治儿童功能性遗尿?

8.简述儿童口吃的表现。

9.简述儿童口吃的诱因。

10.如何矫治儿童口吃?

11.如何矫治儿童缄默症?

12.如何矫治儿童暴怒发作?

13.婴儿孤独症的心理障碍包括哪些方面?

14.如何矫治婴儿孤独症?

★ 能力提升

一、单选题

1.下列具有传染性的皮肤病是(　　)。

　　A.痱子　　　　　　　B.湿疹　　　　　　　C.脓疱疮　　　　　　D.痱毒

2.婴幼儿骨折后,现场急救的第一步通常是(　　)。

　　A.固定　　　　　　　　　　　　　　B.热敷

　　C.止血　　　　　　　　　　　　　　D.把伤者抬到担架上

3.普通感冒与百日咳的主要区别是(　　)。

　　A.普通感冒大多由病毒引起,百日咳由细菌引起

　　B.任何年龄的人都可患上普通感冒,百日咳只是儿童患病

　　C.普通感冒咳嗽轻,百日咳咳嗽严重

　　D.普通感冒病程长,百日咳病程短

4.《3~6岁儿童学习与发展指南》指出:学前儿童应有健康的体态,身高和体重要适宜。若体重超过相应身高应有体重的(　　)以上即为肥胖。

　　A.10%　　　　　　　B.15%　　　　　　　C.20%　　　　　　　D.25%

5.在下列哪种情境中给幼儿测出的体温或脉搏最准确?(　　)

　　A.安静时　　　　　　B.运动后　　　　　　C.哭闹时　　　　　　D.饭后

6.若当即发现异物进入幼儿鼻腔,不正确的处理方法是(　　)。

A.用手压住没有异物的一侧鼻孔,让幼儿用力擤鼻

B.刺激幼儿鼻黏膜,使其产生喷嚏反射将异物排出

C.到医院请医生处理

D.用镊子夹出异物

7.以下不是儿童心理健康标志的是(　　)。

　　A.行为统一和协调　　B.乐于与人交往　　　C.睡眠质量良好　　　D.智力发展正常

8.《幼儿园工作规程》指出,幼儿应(　　)测查一次视力。

　　A.每年　　　　　　　B.每半年　　　　　　C.每一年半　　　　　D.每两年

9.暴怒发作的孩子常常用自损行为来表达需求,暴怒发作时,以下措施正确的是(　　)。

　　A.采用强制手段加以制止　　　　　　B.立即满足他的需求

　　C.坚持讲道理,不迁就不合理的要求　　D.指责、打骂

10.因一只眼缺少光的刺激,致使小儿形成弱视,则病因是(　　)。

　　A.屈光不正　　　　　B.形觉剥夺　　　　　C.斜视　　　　　　　D.先天性弱视

11.下列不属于营养性疾病的是(　　)。

　　A.缺铁性贫血　　　　B.龋齿　　　　　　　C.佝偻病　　　　　　D.肥胖病

12.患病过程中不出皮疹的传染病是(　　)。

　　A.风疹　　　　　　　　　　　　　　　　　B.流行性腮腺炎

　　C.麻疹　　　　　　　　　　　　　　　　　D.流行性脑脊髓膜炎

13.(　　)是经飞沫传播的传染病。

　　A.细菌性痢疾　　　　B.流行性乙型脑炎　　C.流行性感冒　　　　D.甲型肝炎

14.母乳喂养的乳儿,应及时添加蛋黄、肝泥等辅食,同时多在户外活动,接受阳光中紫外线的照射,以预防因缺乏(　　)引起的佝偻病。

　　A.维生素 A　　　　　B.维生素 B　　　　　C.维生素 C　　　　　D.维生素 D

15.矫治幼儿口吃的正确方法是(　　)。

　　A.消除紧张情绪　　　B.密切关注　　　　　C.及时提醒　　　　　D.批评指正

16.婴幼儿在情绪急剧爆发时出现的屏气发作现象属于(　　)。

　　A.神经性习惯　　　　B.情绪障碍　　　　　C.品行障碍　　　　　D.睡眠障碍

17.既是传染病的传播途径,又是传染源的是(　　)。

　　A.被肠道传染病病人使用过的杯子　　　　B.乙肝患者

　　C.宠物猫狗　　　　　　　　　　　　　　　D.带有疟原虫的蚊子

18.下列不是肥胖病的病因的是(　　)。

　　A.内分泌失调　　　　B.少食、多动　　　　C.遗传因素　　　　　D.精神因素

19.下列不是佝偻病病因的是(　　)。

　　A.紫外线照射不足　　B.饮食缺锌　　　　　C.长期腹泻　　　　　D.生长过快

20.以下传染病通过饮食传播的是(　　)。

　　A.伤寒　　　　　　　B.细菌性痢疾　　　　C.甲肝　　　　　　　D.以上都是

二、判断题

1.在进行胸外心脏挤压术时,不能挤压左胸乳头处,以防造成肋骨骨折。　　(　　)

2.乳类含铁甚微,若乳儿以乳类为主食,不按时添加含铁丰富的辅食,可致贫血。

(　　)

3.腹泻可以排出身体的废物,故"有钱难买六月泻"。　　　　　　　　　(　　)

4.儿童口吃的发生与心理状态没有关系。　　　　　　　　　　　　　(　　)

5*.儿童经检查发现皮肤上有出血性皮疹,可能患有流行性脑脊髓膜炎。　(　　)

6.婴幼儿缺锌、缺铁或患钩虫病都可能导致异食癖。　　　　　　　　　(　　)

7.麻疹是由麻疹病毒引起的肠道传染病。　　　　　　　　　　　　　(　　)

8.测腋下温度既安全又卫生,故测体温时应把体温表放在小儿腋窝中间。　(　　)

9.腰椎骨折应严禁伤者弯腰、走动,但可以把伤者搀扶、抱持到担架上。　(　　)

10.对较大儿童进行口对口吹气的方法是用嘴衔住其口鼻,往里吹气,间隔 2~3 秒吹一次。

11.体质较差、抵抗力较弱的人称为易感者。　　　　　　　　　　　　(　　)

12 为争分夺秒抢救生命,把溺水者救上岸后的第一步是进行人工呼吸。　(　　)

13.经测定,某幼儿的智商很高,说明他很健康。　　　　　　　　　　(　　)

14.为治疗儿童肥胖,应逐渐增加运动量,至每日 2 小时左右。　　　　　(　　)

15.为预防肝炎,应做到早发现、早隔离病人。　　　　　　　　　　　(　　)

16.对 5 岁的儿童实施胸外心脏挤压法时,应用手掌根部按压胸骨偏下方,使胸骨下陷约 2 厘米。　　　　　　　　　　　　　　　　　　　　　　　(　　)

17.为预防龋齿,应培养儿童早晚刷牙、饭后漱口、少吃糖、睡前不吃零食等习惯。

(　　)

18.为预防肠道传染病,应培养幼儿饭前便后洗手的卫生习惯。　　　　　(　　)

19.婴儿孤独症主要由生物学因素所致,与早期生活环境的影响没有关系。(　　)

20.抗体不具有特异性,一种抗体可以作用于多种抗原。　　　　　　　(　　)

三、论述题

请结合肝炎的流行特点,试述如何预防肝炎。

四、材料分析题

1.户外活动时,某幼儿在和小朋友的追逐中摔倒在地,导致鼻出血,老师大声斥责,让幼儿仰头以防止鼻血流出,并告诉幼儿必须马上止住鼻血,准备好参加 1 小时后的接力赛跑。

(1)老师的做法是否恰当? 为什么?

(2)作为幼儿教师应怎样处理幼儿鼻出血?

2.某幼儿在晚上入睡 3 小时后,突然惊醒,瞪目坐起,惊恐哭喊,心慌气促,出汗。十几分钟后又入睡,醒后不知自己有以上情况发生。

(1)该幼儿发生了哪一种睡眠障碍?

（2）分析其发生该障碍的原因。

（3）应如何矫治？

3.某中班幼儿随父母工作调动,进入新的幼儿园,白天和晚上开始出现遗尿现象,被老师和家长批评后遗尿次数更加频繁。

（1）该幼儿的遗尿现象属于哪种病症？

（2）可诱发该病症的原因有哪些？

（3）如何矫治？

4.中班小朋友淘淘在午睡时,拿出从家中带来的一粒豌豆玩耍,不小心把豌豆塞进了鼻孔中无法取出,被吓得哇哇大哭,老师急忙到医务室找来一把镊子,试图将豌豆取出。

（1）该教师的做法是否恰当？为什么？

（2）如果你是这位老师,准备怎样帮助淘淘处理塞进鼻孔里的豌豆？

5.小朋友萱萱在幼儿园玩滑梯时,和其他小朋友发生推挤,不小心从滑梯上跌落,手肘着地,萱萱起身后发现肘关节疼痛,前臂不能弯曲。

（1）此次意外造成了什么伤害？

（2）如何处理这类伤害？

（3）在幼儿园应如何预防这类伤害？

▲【综合检测】

综合检测一

（总分:100 分　考试时间:90 分钟）

一、单选题(本大题共 10 小题,每小题 2 分,共 20 分)

1.《3~6 岁儿童学习与发展指南》指出,5~6 岁幼儿应养成每天早晚主动刷牙的习惯,且方法正确,正确的刷牙方法是( )。

    A.横着刷　　　　　B.用力刷　　　　　C.顺着牙缝直刷　　　D.轻轻刷

2.用体温表给幼儿测腋下体温,测出的体温达到( )以上为高热。

    A.36 ℃　　　　　　B.37 ℃　　　　　　C.38 ℃　　　　　　D.39 ℃

3.猩红热、麻疹、百日咳等呼吸道传染病的主要传播途径是( )。

    A.血液传播　　　　B.飞沫传播　　　　C.饮食传播　　　　D.虫媒传播

4.用体温表测幼儿的腋下温度,应测( )。

    A.2 分钟　　　　　B.3 分钟　　　　　C.4 分钟　　　　　D.5 分钟

5.幼儿上呼吸道感染时,易患中耳炎,是因为( )。

    A.婴幼儿的咽鼓管较成人短,管腔宽,位置呈水平位

    B.婴幼儿的咽鼓管较成人短,管腔窄,位置呈水平位

    C.婴幼儿的咽鼓管较成人长,管腔窄,位置呈水平位

    D.婴幼儿的咽鼓管较成人长,管腔宽,位置呈水平位

6.水痘的传染性极强,多发于(　　　)。

  A.冬春季节   B.夏秋季节   C.秋冬季节   D.春秋季节

7.下列不属于功能性遗尿诱因的是(　　　)。

  A.排尿习惯不良   B.精神因素

  C.白天过度疲劳   D.泌尿系统功能障碍

8.传染源是指体内有(　　　)生长、繁殖,并能将其排出的人或动物。

  A.细菌   B.病毒   C.细菌和病毒   D.病原体

9.细菌性痢疾的主要症状为(　　　)。

  A.起病急,发热、头痛、喷射性呕吐、嗜睡

  B.发病急,高热、腹痛、腹泻,有总排不净大便的感觉,大便内有黏液及脓血

  C.巩膜、皮肤出现黄疸,尿色加深

  D.频繁呕吐,呈喷射状,即没感到恶心就喷吐出来

10.幼儿流鼻血时,应安慰孩子不要紧张,安静坐着,头(　　　),张口呼吸。

  A.偏左   B.偏右   C.略低   D.向后仰

二、名词解释(本大题共2小题,每小题5分,共10分)

  1.传染病:

  2.健康:

三、判断题(本大题共15小题,每小题2分,共30分)

  1.晚上发生夜惊和梦游的孩子,早上醒来后记得自己夜惊或梦游的情况。 (　　)

  2.因乳牙会被恒牙替代,故乳牙患龋不需治疗。 (　　)

  3.幼儿年龄小,只需要满足其吃喝拉撒的生理需要就能健康成长。 (　　)

  4.预防接种是保护易感者的重要途径。 (　　)

  5.百日咳尤其在白天咳得厉害,最后会发出"鸡鸣"样吼声。 (　　)

  6.为预防流行性乙型脑炎,应搞好环境卫生,消灭蚊虫孳生地。 (　　)

  7.家长应给孩子吃多吃好,让孩子长得胖胖的才有抵抗力。 (　　)

  8.残留在牙齿上的食物,在口腔内病毒的作用下产生酸,酸把牙齿腐蚀成龋洞。

   (　　)

  9.健康是指身体和心理的健全状态。 (　　)

  10.治疗肥胖病的措施只需要增加运动量和饮食管理。 (　　)

  11.给幼儿滴鼻药和眼药后,都应保持原姿势一定的时间,让药液进入患处发挥疗效。

   (　　)

  12.胸外心脏挤压法只适用于急救1岁以上的孩子。 (　　)

  13.长期贫血只会让学前儿童的生长发育滞后,不会影响其智力发展。 (　　)

  14.乙型肝炎病毒的传播途径是日常生活接触传播。 (　　)

15.扎在嗓子眼的鱼刺,可用硬吞一大口米饭的方法将其咽下。　　　　　(　　)

四、简答题(本大题共4小题,每小题5分,共20分)

1.简述预防婴幼儿腹泻的措施。

2.简述婴幼儿心理健康的标志。

3.简述传染性肝炎的预防措施。

4.简述冷敷降体温的方法。

五、连线题(本大题共5小题,每小题2分,共10分)

请将疾病与相应的主要传播途径连线:

病　名	主要传播途径
乙型肝炎	空气飞沫传播
甲型肝炎	日常生活接触
流行性乙型脑炎	血液传播
红眼病	饮食传播
流行性腮腺炎	虫媒传播

六、材料分析题(本大题共1小题,每小题10分,共10分)

晨检中,老师发现一个平时特别活泼好动的幼儿趴在桌子上没有精神,脸红流鼻涕,疑似发热,便拿出体温计给其测体温。老师拿出体温计后,直接放入幼儿的腋窝下,2分钟后取出体温表读取数值。

(1)该教师测出的幼儿体温是否准确?可能导致不准确的原因有哪些?

(2)测量体温的正确方法和步骤是什么?

综合检测二

(总分:100分　考试时间:90分钟)

一、单选题(本大题共10小题,每小题2分,共20分)

1.《3~6岁儿童学习与发展指南》指出:要保证幼儿的户外活动时间,提高适应季节变化的能力。这也是预防(　　)疾病的措施之一。

A.弱视　　　　　B.肝炎　　　　　C.腹泻　　　　　D.上呼吸道感染

2.起病急,发烧、咽痛,1~2天出皮疹,病后2~3天可见"杨梅舌"的传染病是(　　)。

A.水痘　　　　　B.猩红热　　　　　C.麻疹　　　　　D.百日咳

3.地震发生时,保教人员应有清醒的头脑,正确、快速地引导幼儿逃生,正确的做法是( )。

    A.到阳台上去等待救援

    B.用手护住头部,就近躲在坚固的书桌或墙下面

    C.站在窗前

    D.组织幼儿立即从窗户跳出去

4.重症急性呼吸综合征又称"非典",是一种由SARS冠状病毒引起的急性呼吸道传染病,该病的传播途径为( )。

    A.血液传播   B.日常生活接触传播

    C.飞沫传播   D.饮食传播

5.虫咬伤时,可用食醋涂擦伤处的是( )咬伤。

    A.黄蜂   B.臭虫   C.蜈蚣   D.蜜蜂

6.病初低热、初为红色丘疹,渐成水疱,3~4天后水疱干缩结痂,传染性极强的传染病是( )。

    A.幼儿急疹   B.风疹   C.水痘   D.麻疹

7.幼儿烫伤的处理方法是( )。

    A.涂清凉油   B.涂醋

    C.涂云南白药   D.用冷水冲凉或浸泡

8.幼儿园采取的以下卫生措施能预防幼儿腹泻的是( )。

    A.生熟食品分开   B.食具、毛巾经常消毒

    C.保证食品的新鲜   D.以上都是

9."糖丸爷爷"顾方舟研制的口服脊灰减毒活疫苗(糖丸)有效地预防了小儿麻痹症,保护了( )。

    A.病原携带者   B.健康人群   C.易感者   D.病人

10.1988年,部分上海人因食用了不清洁的毛蚶,感染了甲型肝炎,这种不清洁的毛蚶属于( )。

    A.易感者   B.传播途径   C.传染源   D.病原体

二、名词解释(本大题共2小题,每小题5分,共10分)

1.肥胖病:

2.易感者:

三、判断题(本大题共15小题,每小题1分,共15分)

1.长期以来,人们都把"疾病"看成"不健康",反推之,则健康就是没有疾病。( )

2.病原携带者是指无传染病症状也不能排出病原体的人(或动物)。( )

3.一次午餐后,小班有20多名小朋友发生了腹泻,经查是因为餐盘被病菌污染,则引

起此次腹泻的原因是非感染性腹泻。 （ ）

　　4.如果只是轻微扭伤，可用冷水浸湿的毛巾或冰块敷于伤处。 （ ）

　　5.流行性感冒痊愈后，所产生的免疫性不持久，故应增强幼儿的抵抗力，以防再次感冒。
（ ）

　　6.保持室内空气流通、不随地吐痰可预防呼吸道传染病。 （ ）

　　7.托幼机构是影响幼儿心理健康的社会因素之一，故幼教工作者应营造温暖、轻松的心理环境，让幼儿形成安全感和信赖感。 （ ）

　　8.小儿只要多吃含钙丰富的食物就可有效预防佝偻病。 （ ）

　　9.若幼儿烫伤面积较大，可用干净纱布覆盖伤面，以防污染，并送医院处理。 （ ）

　　10.组织幼儿火灾逃生时为防止浓烟引起窒息，可用毛巾、口罩蒙鼻，快速撤离火灾现场。 （ ）

　　11.甲型肝炎和乙型肝炎都可能出现黄疸。 （ ）

　　12.幼儿因奔跑、跳跃时跌倒而蹭破皮肤，且创伤面有泥土或污物，应用冷开水或淡盐水冲洗，再涂上消毒药水。 （ ）

　　13.预防和管理传染病，是幼儿园等集体儿童机构中一项重要的保健工作。 （ ）

　　14.水痘疱疹破溃后，可经衣物、用具等传染。 （ ）

　　15.幼儿跌伤后，可让幼儿自己用手搓揉患处，以减轻疼痛。 （ ）

四、简答题(本大题共 4 小题，每小题 5 分，共 20 分)

　　1.怎样预防龋齿？

　　2.简述维护和促进婴幼儿心理健康的措施。

　　3.请解释以下注意事项的原因。

　　(1)鼻腔异物，千万不要试图用镊子将异物夹出。

　　(2)不能让一氧化碳中毒者受冻。

　　(3)抢救溺水患者，控水时间不能太久。

　　(4)牵拉肘经医生复位后，仍需注意保护关节，勿再受暴力牵拉。

　　(5)对呼吸极其微弱或呼吸停止的溺水者要抓紧施行人工呼吸。

　　4.如何防止幼儿触电？

五、论述题(本大题共 1 小题，每小题 15 分，共 15 分)

　　请根据幼儿园的实际情况，试述如何预防幼儿烫伤。

六、材料分析题(本大题共 1 小题，每小题 20 分，共 20 分)

　　某幼儿在户外活动中，被老师遗忘在操场上的小板凳绊倒了，膝盖受伤出血，老师顺手掏出衣服口袋中的纸巾盖在伤口上，并让幼儿自己用手紧紧压住纸巾以止血。

　　(1)老师的做法是否恰当？为什么？

　　(2)怎样正确处理幼儿摔伤出血？

　　(3)在幼儿园，如何预防幼儿摔伤？

❖【幼儿教师资格证考试真题】

1.被黄蜂蛰伤后,正确的处理方法是( )。(2015 年)

    A.涂肥皂水   B.用温水冲洗   C.涂食用醋   D.冷敷

2.幼儿在户外活动中扭伤,出现充血、肿胀和疼痛,教师应对幼儿采取的措施是( )。(2015 年)

    A.停止活动,冷敷扭伤处   B.停止活动,热敷扭伤处

    C.按摩扭伤处,继续活动   D.清洁扭伤处,继续活动

3.幼儿突然出现剧烈咳嗽,伴有呼吸困难,面色紫青,这种情况可能是( )。(2016 年)

    A.急性肠胃炎   B.异物落入气管

    C.急性喉炎   D.支气管哮喘

4.风疹病毒的传播途径是( )。(2016 年)

    A.肢体传播   B.空气飞沫   C.虫媒传播   D.食物传播

5.教师引导幼儿擤鼻涕的正确方法是( )。(2017 年)

    A.把鼻涕吸进鼻腔   B.先捂一侧鼻孔,再轻擤另一侧

    C.同时捏住鼻翼两侧擤   D.用手背擦鼻涕

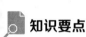

第四章
集体儿童保健

第一节　托幼园所卫生保健工作

知识要点

托幼园所卫生保健工作的具体任务
1.建立合理的生活制度,加强生活护理及教养,促进入托(园)儿童的身心健康
2.重视营养管理,为儿童提供合理的膳食,满足入托(园)儿童生长发育的需要,防止发生各种营养缺乏性疾病
3.建立健康检查制度,对儿童进行生长发育监测,发现问题及时与家长沟通
4.贯彻"预防为主"的方针,做好预防接种、消毒隔离等工作,控制及降低传染病的发病率
5.开展体格锻炼,增强儿童体质及抗病能力
6.开展安全教育,采取相应的安全措施,防止意外事故的发生
7.创设良好的生活环境,园舍、场地、设施等应符合安全、卫生和教育的要求
8.坚持培养儿童良好的卫生生活习惯、适应性行为及良好的心理品质和道德品质

★ **夯实基础**

一、填空题

1.健康的新概念,包括_____和_____两个方面。

2.针对婴幼儿身心发展的特点,托幼园所需要加强卫生保健工作,贯彻_____的方针。

3._____是婴幼儿身心和谐发展的基础。

4.在集居条件下保障和促进婴幼儿的身心健康是托幼园所卫生保健工作的_____。

二、单选题

1.托幼园所卫生保健工作的根本任务是在集居的条件下保障和促进婴幼儿的（　　）。

　A.人身安全　　　　　B.身心健康　　　　　C.身体健康　　　　D.心理健康

2.为儿童提供合理的膳食,是为了防止发生各种（　　）。

　A.营养缺乏性疾病　B.消化系统疾病　　C.呼吸系统疾病　　D.五官疾病

3.开展（　　）有助于增强幼儿体质及抗病能力。

　A.安全教育　　　　B.健康教育　　　　C.体格锻炼　　　　D.心理咨询

4.幼儿园要开展（　　）,采取相应的安全措施,防止意外事故的发生。

　A.安全教育　　　　B.消防演习　　　　C.健康教育　　　　D.家庭教育

三、判断题

1.托幼园所卫生保健工作必须与教育相结合。　　　　　　　　　　（　　）

2.托幼园所的园舍、场地、设施等可以根据园长的意愿随意建设。　（　　）

3.开展体格锻炼,可以增强儿童的体质及抗病能力。　　　　　　　（　　）

4.幼儿园的园舍、场地、设施等应符合安全、卫生和教育的要求。　（　　）

5.婴幼儿处于生长发育时期,免疫力较弱,各器官发育尚不完善,卫生保健工作对他们尤为重要。　　　　　　　　　　　　　　　　　　　　　　　　　（　　）

四、简答题

简述托幼园所卫生保健工作的具体任务。

第二节　体格检查制度

🔍 **知识要点**

一、体格检查制度

幼儿体格检查	入园前检查	工作人员体格检查	工作前体检 工作后体检 （每年体检一次）
	入园后检查（每年体检一次）		
	定期测量生长发育		
	晨、午、晚间的检查（一问、二摸、三看、四查）		
	全日观察		

二、卫生与消毒

卫生与消毒工作的内容	具体场地或用具		卫生与消毒工作的指导要点
幼儿园环境的清洁与消毒	户外场地的卫生工作		幼儿入园前清扫户外场地,保持地面干净、干燥,无杂物;操场上不堆放自行车和杂物
			幼儿入园前用湿抹布擦拭大型运动器具表面,保持幼儿所接触的玩具清洁,使用后进行消毒
	室内环境的卫生工作	活动室及卧室	早上开窗通风,保持空气流通 离园后可用紫外线照射消毒 用清水和消毒抹布擦拭室内所有物品 清洁地面
		盥洗室	早上开窗通风,保持空气流通 保持干燥、无污垢、无臭味、无虫蝇 便池、洗手池等每天消毒 2 次 清洁用具每班专用
		营养室	专人管理 物品摆放整齐,保持干净、整洁、有序;熟食间、生食间、操作间每日配备专用抹布和消毒水分开清洁与消毒
		走廊	保持畅通 每天用清水和消毒液擦拭幼儿可接触的地方;清洁走廊地面,保持干净、干燥、整洁
幼儿园用品的清洁与消毒	餐具的清洁及消毒		餐具用一次,清洗一次,消毒一次
	幼儿毛巾的清洁及预防性消毒		一人一毛巾,要用一次,清洗一次,消毒一次,清洗干净的毛巾可用煮沸消毒法和蒸汽消毒法进行消毒
	茶桶的清洁及消毒		茶桶每周消毒 1~2 次,每天早上用流动水、专用抹布由内到外进行清洗;每天早上用专用毛巾,配置消毒水擦拭茶桶柜
	玩具的清洁及消毒		大型玩具每天用清水擦拭一次,每周要用肥皂粉洗刷一次;小型玩具每天进行归类、整理和清洁;玩具每周消毒一次;如果发生了传染病,玩具要每天消毒且加大消毒水的浓度
	席子的清洁及消毒		每天用温水擦洗席子,定期用消毒液擦拭,每周消毒 1~2 次;换季和再次使用时都要清洁、消毒
	被子、床单、枕套的清洁及消毒		被子、床单、枕套每月清洗 1~2 次;棉被、被褥每两周晒一次太阳
	桌子、椅子的清洁及消毒		每天要清洁、消毒桌子;餐前 20 分钟要消毒桌面;每周要消毒一次椅子,婴托班的椅子要每天进行消毒
	便盆的清洁及消毒		一天清洁、消毒 2 次;如班级内发生传染病,需要加强消毒

续表

卫生与消毒工作的内容	具体场地或用具	卫生与消毒工作的指导要点
个人清洁卫生	洗手	饭前便后、活动后、入园时等用流动水或肥皂水洗手
	刷牙	早晚刷牙、饭后漱口
	衣物整洁	衣物整洁,勤换内衣裤,勤换衣裤
	其他卫生习惯	不乱扔垃圾,不随地吐痰,不用手揉眼睛,不咬指甲等

★ **夯实基础**

一、填空题

1.幼儿入园前进行体格检查,经检查_____或_____后,才能入园。

2.幼儿入园时需要填写健康卡片,项目包括_____、_____和一般健康情况等内容。

3.晨、午、晚间检查的重点内容可以概括为_____、_____、_____和_____。

4.幼儿园环境的消毒可分为_____和_____。

5.幼儿床上用品(如被子、床单、枕套等)每月清洗_____次。

6.玩具每周消毒_____次,如班级内发生传染病,需要加强消毒。

7.幼儿用品的清洁与消毒包括:餐具的清洁及消毒;幼儿毛巾的清洁及预防性消毒;茶桶的清洁及消毒;玩具的清洁及消毒;席子的清洁及消毒;被子、床单、枕套的清洁及消毒;_____和_____。

二、单选题

1.幼儿入园后,一般每年进行( )全面的体检。

  A.一次   B.两次   C.三次   D.四次

2.对幼儿进行全日观察,不包括观察( )。

  A.幼儿的精神   B.食欲、睡眠   C.大小便   D.发型、穿衣

3.在传染病流行期间,幼儿园和家长要注意幼儿的健康情况,尽量做到对疾病的( )。

  A.早发现   B.早隔离

  C.早治疗   D.早发现、早隔离、早治疗

4.幼儿园工作人员工作期间,每年进行全面体检( )。

  A.一次   B.两次   C.三次   D.四次

5.儿童活动室、卧室应当经常开窗通风,保持室内空气清新。每日至少开窗通风( ),每次至少 10~15 分钟。

  A.两次   B.三次   C.四次   D.五次

6.幼儿的被褥每月曝晒(　　)。

　　A.1~2 次　　　　　　B.3~4 次　　　　　　C.5~6 次　　　　　　D.7~8 次

7.幼儿小便盆一天需清洁和消毒(　　)。

　　A.1 次　　　　　　　B.2 次　　　　　　　C.3 次　　　　　　　D.4 次

8.每天用温水擦洗席子,定期用消毒液擦拭,(　　)消毒 1~2 次

　　A.每天　　　　　　　B.每周　　　　　　　C.每月　　　　　　　D.每季度

9.(　　)需要专人管理,操作期间只有营养员可以进出。

　　A.活动室　　　　　　B.卧室　　　　　　　C.盥洗室　　　　　　D.营养室

10.幼儿吃饭前要洗手,上完厕所要冲厕所、洗手,属于(　　)。

　　A.用具清洁卫生　　　B.户外清洁卫生　　　C.室内清洁卫生　　　D.个人清洁卫生

三、判断题

1.一般每一年对幼儿进行一次身高测量。　　　　　　　　　　　　　　　　(　　)

2.每 1~3 个月给幼儿测量一次体重。　　　　　　　　　　　　　　　　　(　　)

3.幼儿入园时,保健医生需询问幼儿有无不舒服,有无传染病接触史。　　　(　　)

4.幼儿口袋中的小刀、弹簧等属于幼儿的私人物品,教师无权进行检查。　　(　　)

5.幼儿园工作人员工作前,需要进行全面健康检查,合格后才能参加工作。　(　　)

6.被褥每周晒 1 次太阳,床上用品每月清洗 1~2 次。　　　　　　　　　　(　　)

7.幼儿的毛巾、水杯每天都会进行消毒,幼儿在园期间可以混用。　　　　　(　　)

8.幼儿每次进餐前餐桌都应该进行消毒。　　　　　　　　　　　　　　　　(　　)

9.营养室的操作间、熟食间和生食间可以一起消毒。　　　　　　　　　　　(　　)

10.幼儿所用餐具每天消毒一次即可。　　　　　　　　　　　　　　　　　　(　　)

四、简答题

1.简述幼儿体格检查制度的内容。

2.简述幼儿园卫生与消毒工作的主要内容。

第三节　一日生活日程

■ **基本概念**

　　合理的生活日程:根据儿童的年龄特点,将儿童一日生活的主要内容如睡眠、进餐、活动、游戏等每个生活环节的时间、顺序、次数和间隔等给予合理的安排。

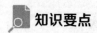

🔍 知识要点

一、一日生活日程

安排合理生活日程的意义	制定一日生活日程的依据	执行一日生活日程的注意事项
1.保护儿童神经系统的正常发育（形成动力定型、保证劳逸结合、保证睡眠时间） 2.保护消化系统的正常功能 3.更好地安排教育活动	1.考虑年龄特点 2.结合季节作适当调整 3.适当考虑家长需要	1.坚持执行 2.保教结合 3.家园同步 4.个别照顾 5.培养良好的卫生习惯

二、主要生活环节的安排

（一）幼儿常规生活教育的内容

1.引导幼儿自觉遵守作息时间和生活制度。

2.培养幼儿的生活自理能力，学习生活的基本技能。

3.培养幼儿良好的生活卫生习惯。

（二）幼儿一日主要生活环节的常规教育

主要生活环节名称	生活常规教育要求
入园	1.幼儿保持仪容整洁入园的习惯
	2.能有礼貌地向教师问好，向家长道别
	3.主动向教师陈述要求，积极参加活动和值日生工作，遵守常规等
离园	1.参加离园前的整理活动，养成清洁环境和将物品归还原处的习惯
	2.学会收拾个人用品和检查自己仪容是否整洁
	3.离园时要向教师告别
饮水	1.学会自己使用饮水器皿取水的正确方法
	2.讲究饮水卫生，养成会主动喝水及喝白开水的好习惯，不喝生水，少喝冷饮
	3.粗略知道水是人体不可缺少的营养素之一、水与健康的关系等
睡眠	1.午睡时间充足
	2.准时上床，按时起床
	3.睡前如厕，情绪安定
	4.睡姿正确，不蒙头、趴着睡

续表

主要生活 环节名称	生活常规教育要求
进餐	1.每顿饭的时间为 20~30 分钟,细嚼慢咽
	2.膳食多样化,不偏食、不挑食
	3.在愉快的心情下吃饭,不吃"气饭"
户外活动	1.每日户外活动应不少于 2 小时
	2.接受一些冷空气的刺激,接受阳光照射
	3.及时增减衣服、擦汗
	4.注意活动场所、大型玩具等的安全
盥洗	1.洗手步骤:打湿手,抹肥皂,搓手指、手心、手背,冲干净,擦干手
	2.刷牙步骤:浸牙刷,挤牙膏,水杯接水,漱一下口,刷牙(先刷门牙,后刷两边,顺着牙缝刷),接水漱口,冲干净牙刷后放入水杯
如厕	1.逐渐培养定时排大便的习惯,学会正确擦屁股
	2.活动间隙如厕,不要憋尿
	3.便后用肥皂洗手,拉稀要告诉教师

三、生活常规教育的方法

1.示范讲解法。

2.操作练习法。

3.集中训练与个别指导法。

4.随机教育法。

四、生活常规教育注意事项

1.对不同年龄儿童的要求应有差别。

2.具体而规范。

3.保育和教育相结合。

4.注意照顾个别差异。

★ **夯实基础**

一、填空题

1.幼儿睡觉时不要趴着睡,避免_____。

2.3~6 岁幼儿一昼夜需要_____左右的睡眠。

3.幼儿午睡时,工作人员要_____,便于及时给幼儿盖被子等。

二、单选题

　　1.幼儿每日户外活动的时间不少于(　　　)。

　　　A.2 小时　　　　　B.3 小时　　　　　C.4 小时　　　　　D.5 小时

　　2.在幼儿生活制度的执行上会出现"5+2＝0"(5 指幼儿在园 5 天,2 指幼儿在家 2 天),这说明执行幼儿生活制度(　　　)很重要。

　　　A.家、园同步　　　　　　　　　　　B.个别照顾

　　　C.保教结合　　　　　　　　　　　　D.培养良好的卫生习惯

　　3.教给幼儿的正确洗手方法是(　　　)。

　　　A.擦肥皂,接水把手浸湿,反复搓洗,流动水冲洗

　　　B.接水把手浸湿,擦肥皂,反复搓洗,流动水冲洗

　　　C.反复搓洗,擦肥皂,接水把手浸湿,流动水冲洗

　　　D.擦肥皂,接水把手浸湿,流动水冲洗,反复搓洗

三、判断题

　　1.幼儿吃饭时,教师可以处理幼儿之间的矛盾。　　　　　　　　　　　　(　　)

　　2.一般一顿饭进餐时间为 20~30 分钟。　　　　　　　　　　　　　　　(　　)

　　3.幼儿消化系统功能尚未发育成熟,两餐之间的间隔时间要合理。　　　　(　　)

　　4.幼儿年龄太小,理解能力和执行能力都不好,所以良好的卫生习惯可以入小学后再培养。　　　　　　　　　　　　　　　　　　　　　　　　　　　　　　　　　(　　)

　　5.幼儿教育需要面向全体,因此在执行生活制度时不能个别照顾,否则对其他幼儿就不公平。　　　　　　　　　　　　　　　　　　　　　　　　　　　　　　　　　(　　)

　　6.组织婴幼儿的一日生活是完成早期教育任务的一个重要方面。　　　　　(　　)

　　7.离园前教师应该将幼儿的仪容收拾干净,物品清理整齐,幼儿可以不参与离园活动。

　　　　　　　　　　　　　　　　　　　　　　　　　　　　　　　　　　　(　　)

四、简答题

　　1.简述执行生活制度的注意事项。

　　2.简述幼儿主要的一日生活环节。

　　3.简述生活常规教育的方法。

第四节　集体儿童膳食

■　基本概念

　　1.膳食计划:保证合理营养的一种科学管理方法。它包括按照各年龄儿童的营养需要选择食品的种类,计算数量,编制食谱,以及合理烹调。

　　2.食谱:一日食物的量、调配和烹调方法的实施,是膳食计划的重要部分。

3.**化学性食物中毒**：由于食物在生长、制备、储存或烹调过程中，被化学物质，如农药等所污染引起的中毒。

知识要点

一、幼儿膳食计划

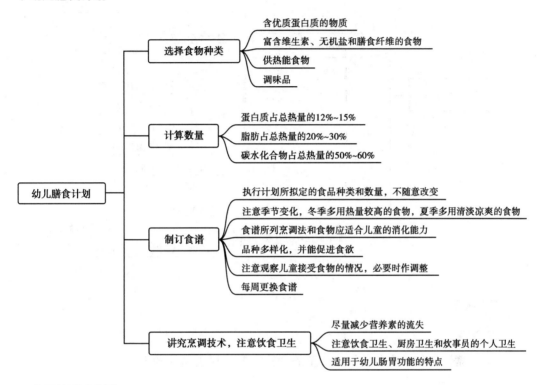

二、合理的膳食制度

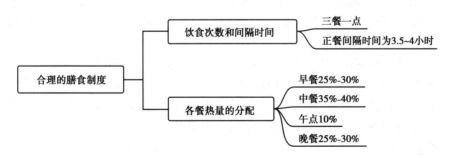

三、严防食物中毒

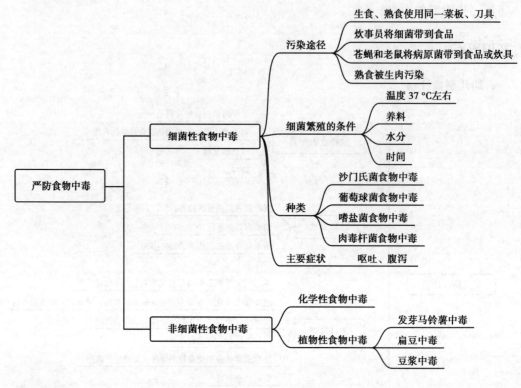

★ **夯实基础**

一、填空题

1.膳食计划包括按照各年龄儿童的营养需要选择食品的种类,_____,_____,以及合理烹调。

2.为幼儿配制膳食时,动物蛋白质及豆类蛋白质不少于总蛋白质的_____。

3.在食物搭配中,充分利用蛋白质的_____,烹调中尽量减少营养素的损失。

4.食物中毒分为_____和非细菌性食物中毒。

5.生芽的马铃薯在芽及芽根处含有_____,食用可引起中毒。

6.扁豆若炒煮时间不够,扁豆中所含的_____未被破坏,可引起食物中毒。

7.生豆浆含有_____、_____等有害物质,未经充分煮熟,可致食物中毒。

8.中餐应营养_____,晚餐宜_____易消化。

二、单选题

1.以下含优质蛋白质的食物是( )。

    A.瘦肉   B.蔬菜   C.水果   D.粮食

2.确定膳食制度的两个基本内容是"正确分配食物数量"和( )。

    A.每周更换食谱   B.编制食谱

    C.合理烹调   D.合理安排就餐时间

3.幼儿园有合理的膳食制度,中餐产热占全天总热能的( )。

  A.10%～15%   B.25%～30%   C.35%～40%   D.40%～45%

4.引起食物中毒的细菌生长繁殖最快的温度是(　　)。

  A.27 ℃   B.30 ℃   C.37 ℃   D.43 ℃

5.属于细菌性食物中毒的是(　　)。

  A.发芽马铃薯中毒   B.肉毒杆菌食物中毒

  C.扁豆中毒   D.豆浆中毒

6.细菌性食物中毒主要症状是(　　)。

  A.四肢无力   B.头昏脑涨   C.剧烈呕吐腹泻 D.体温升高

三、判断题

1*.确定幼儿膳食制度,应合理安排就餐时间,正餐间隔时间为 4 小时。 (　　)

2.婴幼儿膳食中脂肪所提供的热能,应占总热量的 12%～15%。 (　　)

3.粮食、薯类、白糖、油等是供给热能的食物。 (　　)

4.3～6 岁幼儿,可每日安排三餐及午后一次点心。 (　　)

5.葡萄球菌食物中毒属于化学性食物中毒。 (　　)

四、简答题

1.制订食谱的原则是什么?

2.病原污染食物有哪些主要途径?

第五节　传染病管理

■ 基本概念

1.**传染病接触者**:与传染源有密切接触的健康人和正处于该潜伏期内的人。

2.**终末消毒**:病人隔离后,对他原来的住所进行一次彻底的消毒。

知识要点

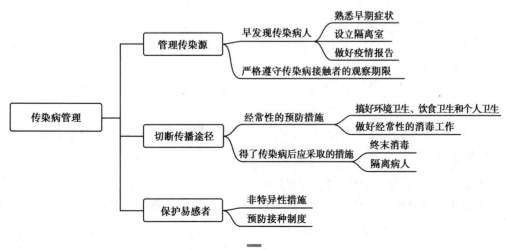

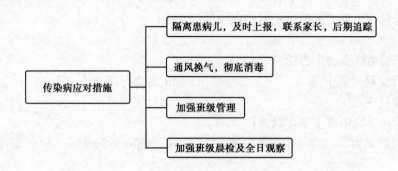

★ **夯实基础**

一、填空题

1.托幼机构的保健员、保育员和其他教养人员应熟悉小儿常见传染病的早期症状,以便及早发现疫情,做到_____。

2.与传染源有密切接触的健康人和正处于该潜伏期内的人,称为_____。

3.对检疫班的幼儿应加强_____和_____。详细了解其饮食、睡眠、大小便等症状,注意早期症状和发病迹象,如有可疑,立即_____,有待确诊。

4.预防呼吸道传染病,简便有效的措施是_____和_____。

5.病人隔离后,对他原来的住所进行一次彻底的消毒称_____。

6._____是管理传染源的重要环节,因此,有条件的托幼机构应设立隔离室。

7._____的目的是减少或杀灭外界环境中的病原体,是切断传播途径的重要措施。

8.保护易感者的措施有两条,一是非特异性措施,二是_____。

二、单选题

1.对传染病接触者的观察期限,常依据该传染病的(　　　)潜伏期而定。

A.一般　　　　　　B.最短　　　　　　C.最长　　　　　　D.平均

2.下列选项不属于非特异性措施的是(　　　)。

A.增强儿童体质　　　　　　B.提供合理营养

C.培养个人卫生习惯　　　　D.计划免疫

3.以下哪种传染病潜伏期最长?(　　　)

A.水痘　　　　　　B.猩红热　　　　　　C.细菌性痢疾　　　　D.流行性感冒

4.甲型肝炎病人自发病日算起,至少隔离(　　　)。

A.7 天　　　　　　B.12 天　　　　　　C.21 天　　　　　　D.40 天

5.预防接种是保护(　　　)的重要措施。

A.病人　　　　　　B.医生　　　　　　C.环境　　　　　　D.易感者

三、判断题

1.许多传染病,在患病中期传染性最强。　　　　　　　　　　　　　　(　　　)

2.过了检疫期限未发现新病人,可解除检疫,一切恢复正常。　　　　　(　　　)

3.确定传染病诊断或疑似传染病诊断后,应及时向卫生防疫部门报告。 （　　）

4.针对传染病,应做到早发现、早隔离、早治疗。 （　　）

5.麻疹病人隔离期限是出疹后 7 天解除隔离,合并肺炎延长 7 天。 （　　）

四、简答题

1.传染病管理包括哪些内容?

2.幼儿园发现传染病,可采取哪些应对措施?

第六节　安全措施和安全教育

知识要点

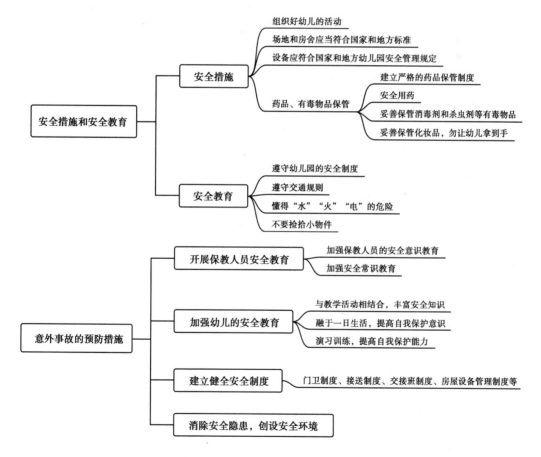

★ **夯实基础**

一、填空题

1.幼儿园应建立幼儿_____,防止走失。园门应规定开关时间。交接班或组织幼儿外出时应_____。

    2.幼儿园可通过_____、_____、_____等途径,加强幼儿安全教育。

    3.幼儿用的室内棱角应做成_____。

    4.针对药品,幼儿园应建立严格的_____,分开放置,专人保管,不给幼儿提供"信手拈来"的机会。

    5.给幼儿用药前,要仔细核对_____、_____、_____,切勿拿错药或服过量。

二、单选题

    1.幼儿园的建筑不宜超过(   )。

  A.2 层   B.3 层   C.4 层   D.5 层

    2.为了便于幼儿上下楼和保证安全,楼梯每一踏步不宜高于(   )。

  A.8 厘米   B.10 厘米   C.12 厘米   D.14 厘米

三、判断题

    1.保教人员应在组织幼儿活动时,全面细致地照顾幼儿,不得让全班孩子离开自己的视线,不得让个别孩子离开集体,不得擅离职守。   (   )

    2.为方便幼儿使用,电器应安放在幼儿能够触摸到的地方。   (   )

    3.幼儿园要定期检修房屋、门窗、地板、楼梯、栏杆等,以确保安全。   (   )

    4.幼儿运动器械,要定时检修,保持坚固和表面光滑。   (   )

    5.对幼儿进行安全教育,不能光讲道理,要利用一切机会,针对可能发生危险的情景,及时对幼儿进行教育。   (   )

四、简答题

    1.幼儿安全教育包括哪些内容?

    2.幼儿园意外事故预防措施有哪些?

第七节　幼儿园建筑设备卫生

■ 基本概念

    1.**活动室**:幼儿园幼儿活动的中心。

    2.**日照**:通过门窗的透光部位射进室内的直射日光。

    3.**采光**:利用日光为光源,又称自然采光。

    4.**通风**:室内空气与室外空气的流通。

    5.**照明**:又称人工照明,是指利用白炽灯、荧光灯等,辅助自然采光之不足。

    6.**椅高**:椅面前缘的最高点距离地面的高度。

    7.**椅深**:椅面前后的深度。

    8.**椅宽**:椅面左右的宽度。

知识要点

一、幼儿园规划

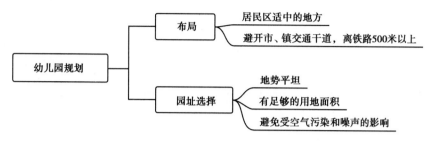

幼儿园规划
- 布局
  - 居民区适中的地方
  - 避开市、镇交通干道，离铁路500米以上
- 园址选择
  - 地势平坦
  - 有足够的用地面积
  - 避免受空气污染和噪声的影响

二、幼儿园场地和房舍

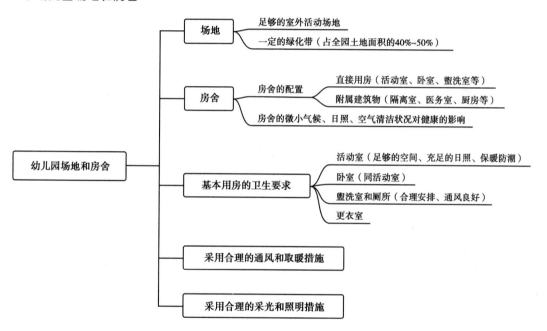

幼儿园场地和房舍
- 场地
  - 足够的室外活动场地
  - 一定的绿化带（占全园土地面积的40%~50%）
- 房舍
  - 房舍的配置
    - 直接用房（活动室、卧室、盥洗室等）
    - 附属建筑物（隔离室、医务室、厨房等）
  - 房舍的微小气候、日照、空气清洁状况对健康的影响
- 基本用房的卫生要求
  - 活动室（足够的空间、充足的日照、保暖防潮）
  - 卧室（同活动室）
  - 盥洗室和厕所（合理安排、通风良好）
  - 更衣室
- 采用合理的通风和取暖措施
- 采用合理的采光和照明措施

三、书籍、教具、玩具、桌椅卫生

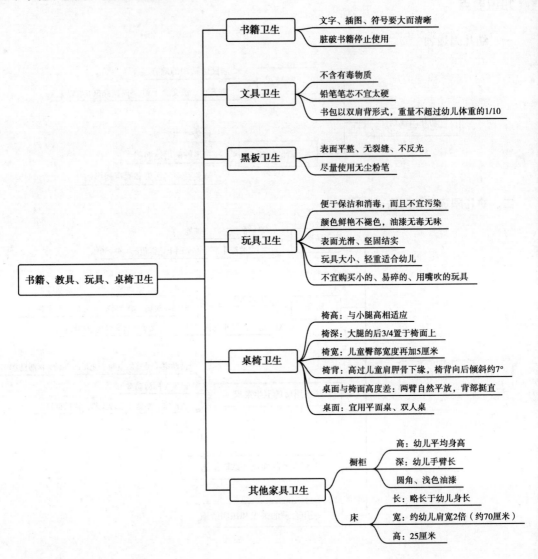

★ **夯实基础**

一、填空题

1.在规划新的居民区或新建幼儿园时,必须考虑幼儿园的_____和_____。

2.幼儿园内建筑物的主体是幼儿的_____。

3.幼儿园活动室的采光系数不应少于_____。

4.采用_____和_____是供给室内新鲜空气和调剂微小气候的重要措施。

5.室内空气与室外空气的流通叫_____。

6.利用_____,是调节微小气候的主要方法。

7.自然采光照度的大小,除与阳光的强弱有关外,主要决定于_____,以及室外有没有遮光的建筑物或树木等。

    8.书包以＿＿＿＿＿＿的形式较好。

    9.椅高是椅面前缘的＿＿＿＿＿＿距离地面的高度。

    10.椅深即＿＿＿＿＿＿的深度。

    11.椅宽即＿＿＿＿＿＿的宽度。

二、单选题

    1.幼儿园的绿化面积以占全园土地面积的(　　　　)为宜。

    A.20%～30%　　　　B.30%～40%　　　　C.40%～50%　　　　D.50%～60%

    2.下列选项不属于幼儿直接用房的是(　　　　)。

    A.活动室　　　　　B.卧室　　　　　C.盥洗室　　　　　D.医务室

    3.幼儿园活动室每名幼儿所占面积不应小于(　　　　)。

    A.2.5 平方米　　　B.2.8 平方米　　　C.3.3 平方米　　　D.4.5 平方米

    4.冬季,尤其在北方,应有采暖设备,使冬季室内温度不低于(　　　　)。

    A.15 ℃　　　　　B.18 ℃　　　　　C.20 ℃　　　　　D.25 ℃

    5.适宜的椅深应使大腿的(　　　　)置于椅面上。

    A.1/2　　　　　　B.1/3　　　　　　C.3/4　　　　　　D.全部

    6.为使幼儿上下床方便,床的高度一般为(　　　　)。

    A.20 厘米　　　　B.25 厘米　　　　C.30 厘米　　　　D.35 厘米

    7.床宽约为幼儿肩宽的(　　　　)。

    A.1 倍　　　　　　B.2 倍　　　　　　C.3 倍　　　　　　D.4 倍

    8.儿童书包重量不应超过儿童体重的(　　　　)。

    A.1/5　　　　　　B.1/6　　　　　　C.1/8　　　　　　D.1/10

三、判断题

    1.厨房是幼儿园内建筑物的主体,是幼儿的直接用房。　　　　　　　(　　　)

    2.直射阳光可以改善室内夏季的微小气候。　　　　　　　　　　　(　　　)

    3.阳光中的紫外线有杀菌的作用。　　　　　　　　　　　　　　　(　　　)

    4.在采用自然通风,室温仍达到 30 ℃以上时,应采用人工通风的辅助设备。(　　　)

    5.幼儿读物的文字、插图、符号要大而清晰。　　　　　　　　　　(　　　)

    6.幼儿园可以为幼儿选购一部分口琴、口哨、喇叭等用口吹响的玩具。(　　　)

    7.椅背缘应高过儿童肩胛骨上缘。　　　　　　　　　　　　　　　(　　　)

四、简答题

    1.适宜的园址应符合哪些卫生要求?

    2.幼儿园基本用房有哪些卫生要求?

    3.幼儿园的玩具卫生要求有哪些?

★ 能力提升

一、单选题

1.紧急情况下,幼儿园教职工优先保护(　　)。

A.幼儿园的财产安全　　　　　　　　B.幼儿的人身安全

C.自己的人身安全　　　　　　　　　D.其他教职工的人身安全

2.阳阳,3岁2个月,刚上幼儿园,幼儿园应为阳阳建立幼儿健康档案,体检的时间间隔是(　　)。

A.每两个月一次　　B.每季度一次　　C.每半年一次　　D.每年一次

3.有一幼儿体重20千克,其书包重量不能超过(　　)。

A.3斤　　　　　　B.4斤　　　　　　C.5斤　　　　　　D.6斤

4.2018年12月18日,重庆市璧山区排查出非洲猪瘟疫情,疫情发生后,立即进行扑杀,这是(　　)。

A.控制传染源　　B.切断传播途径　　C.保护易感者　　D.搞好环境卫生

5.预防和控制传染病的关键不包括(　　)。

A.管理传染源　　　　　　　　　　　B.全日观察

C.切断传播途径　　　　　　　　　　D.保护易感者

6.儿童膳食中所供热量占一天摄入总热量10%的餐点是(　　)。

A.早餐　　　　　　B.中餐　　　　　　C.午点　　　　　　D.晚餐

7.在组织幼儿活动时,适当变换活动的内容,是为了保证(　　)。

A.动力定型　　　　　　　　　　　　B.镶嵌式活动原则

C.充足睡眠　　　　　　　　　　　　D.优势原则

8.一般,幼儿每顿饭进餐的时间为(　　)。

A.15~25分钟　　B.20~30分钟　　C.25~35分钟　　D.30~40分钟

9.一日生活环节中,重要但往往被忽视的是(　　)。

A.入园　　　　　　B.如厕　　　　　　C.饮水　　　　　　D.睡眠

10.在传染病预防中,增强儿童体质,提供合理营养,培养个人卫生习惯的是(　　)。

A.管理传染源　　　　　　　　　　　B.切断传播途径

C.保护易感者　　　　　　　　　　　D.以上都不是

11.儿童膳食力求各营养素之间有合理的比值,所供热能占总热量50%~60%的营养素是(　　)。

A.蛋白质　　　　　B.脂肪　　　　　　C.水　　　　　　D.碳水化合物

12.接种卡介苗是为了预防(　　)。

A.麻疹　　　　　　B.水痘　　　　　　C.结核病　　　　　D.百日咳

13.下列不属于晨、午、晚间检查内容的是(　　)。

A.摸额头　　　　　B.量体重　　　　　C.看精神　　　　　D.查口袋

14.为了便于幼儿上下楼和安全,幼儿园楼梯坡度不宜大于(　　)。

A.20 度　　　　　B.30 度　　　　　C.40 度　　　　　D.50 度

15.幼儿的图书或被褥,通过暴晒,利用高温、紫外线杀灭或减少致病病原体的消毒方法是(　　)。

A.物理消毒法　　　B.化学消毒法　　　C.生物消毒法　　　D.自然消毒法

16.幼儿教师要做到传染病早发现,就必须要熟悉幼儿常见传染病的(　　)。

A.传染源　　　　B.传播途径　　　　C.易感人群　　　　D.早期症状

17.某幼儿食用带鱼,出现剧烈的呕吐和腹泻,后查明原因是带鱼加热不充分而致中毒,这属于(　　)。

A.肉毒杆菌食物中毒　　　　　　　B.嗜盐菌食物中毒

C.葡萄球菌食物中毒　　　　　　　D.化学性食物中毒

18.关于幼儿进餐,下列说法错误的是(　　)。

A.端来饭再去洗手　　　　　　　　B.饭、菜不要盛满

C.比谁吃得快　　　　　　　　　　D.愉快的心情下吃饭

19.不利于细菌生长繁殖的条件是(　　)。

A.温度低　　　　B.养料多　　　　C.水分多　　　　D.时间长

20*.下列关于幼儿园安全措施,描述正确的是(　　)。

A.幼儿教师组织户外活动,须提前排除安全隐患,及时清点人数,不得擅离职守

B.幼儿园建筑不宜超过两层,楼梯踏步不宜高于 10 厘米,深度约 30 厘米

C.建立严格的药品保管制度,内服药、外用药贴好标签,放置一起,专人负责

D.把刀、剪等工具放到幼儿可拿到的地方,方便使用

二、判断题

1.健康就是没有疾病。　　　　　　　　　　　　　　　　　　　　　　(　　)

2.在幼儿园活动室的门窗外,宜种植茂密的常青树。　　　　　　　　　(　　)

3.幼儿园桌椅最基本的卫生要求是促使幼儿在使用时具有良好的姿势。(　　)

4.正常情况下,幼儿每日户外体育活动不得少于 2 小时。　　　　　　　(　　)

5.幼儿年龄越小,安排睡眠的时间就越短,次数越多。　　　　　　　　(　　)

6.1~3 岁的儿童应该每一年进行体格检查一次,3 岁时作一次总的健康评价。

(　　)

7.幼儿到什么时间就知道干什么,各生理活动有规律,就是形成了动力定型。

(　　)

8.晨间检查的步骤包括一闻,二摸,三看,四查。　　　　　　　　　　(　　)

9.麻疹接触者观察期为医学观察 7 日,如接受过被动免疫则延长至 28 日。(　　)

10.终末消毒是指病人隔离后,对他原来的活动场所进行消毒。　　　　(　　)

11.细菌在酸度大、甜度和咸度不大的食物中生长最快。　　　　　　　(　　)

12.生豆浆有"假沸"现象,出现泡沫,有害物质尚存,这时的温度是 80 ℃。(　　)

13.符合卫生标准的幼儿活动室应保证每名幼儿得到的空气容量约 2.5 立方米。

(　　)

14.幼儿园最好使用双人桌,可使幼儿得到来自左上方射来的光线。 （　　）

15.食物冷冻时,细菌停止生长和繁殖,低温能杀死细菌。 （　　）

三、论述题

1.论述幼儿生活常规教育的内容,以及进行幼儿生活常规教育时经常使用的方法。

2.论述在幼儿园一日生活中如何实施"动静交替"原则。

四、材料分析题

1.某幼儿园小班上午在户外玩吹泡泡活动时,一小孩一不小心撞到另一个小孩身上,嘴唇破皮,牙齿并无大碍。

（1）为了保证幼儿安全,能否减少或尽量不开展户外活动?

（2）从儿童的发展角度,谈谈幼儿户外运动的价值。

（3）教师在户外活动中如何保障幼儿的安全?

2.某幼儿园中班发生一例水痘,你认为幼儿园应当采取哪些措施?

▲【综合检测】

综合检测一

（总分:100 分　考试时间:90 分钟）

一、单选题（本大题共 10 小题,每小题 2 分,共 20 分）

1.下列属于细菌性食物中毒的是（　　）。

　　A.农药中毒　　　　B.扁豆中毒　　　　C.肉毒杆菌中毒　　　　D.豆浆中毒

2.幼儿园绿化面积以占全园面积的（　　）为宜。

　　A.10%～20%　　　B.20%～30%　　　C.30%～40%　　　D.40%～50%

3.下列选项中含优质蛋白质的食物是（　　）。

　　A.牛奶　　　　　B.蔬菜　　　　　C.薯类　　　　　D.水果

4.每名幼儿所占活动室的面积应不小于（　　）。

　　A.2.5 平方米　　B.3 平方米　　　C.5 平方米　　　D.5.5 平方米

5.幼儿三餐中晚餐的热量分配是（　　）。

　　A.25%～30%　　　B.35%～40%　　　C.10%～15%　　　D.20%～25%

6.幼儿园建筑不宜超过（　　）。

　　A.两层　　　　　B.三层　　　　　C.四层　　　　　D.五层

7.适合幼儿园选址的是（　　）。

　　A.地势凹凸　　　B.火车站附近　　　C.地势平坦　　　D.工厂附近

8.幼儿园活动室应尽量采用（　　）房间。

　　A.坐南朝北　　　B.坐东向西　　　C.坐西向东　　　D.坐北朝南

9.幼儿的食谱要品种多样,并（　　）进行更换。

　　A.每天　　　　　B.每周　　　　　C.每月　　　　　D.每季度

10.一般混合食物停留在胃中约 4 小时,正餐间隔(　　)为宜。

    A.2 小时　　　　　　B.3 小时　　　　　　C.3.5～4 小时　　　　　　D.5 小时

二、名词解释(本大题共 2 小题,每小题 5 分,共 10 分)

    1.终末消毒:

    2.化学性食物中毒:

三、判断题(本大题共 15 小题,每小题 2 分,共 30 分)

    1."星期一病"指很多幼儿因节假日贪食、玩得过累,周一时发烧、消化不良、感冒等。
                                                   (　)

    2.消毒的目的是减少或杀灭外界环境中的病原体。(　)

    3.传染病人隔离后,对他原来的活动场所要进行一次终末消毒。(　)

    4.人体感染流行性感冒后所获免疫力相当持久。(　)

    5.教师在给幼儿服药前,要仔细核对姓名、药名和剂量。(　)

    6.在室外遇到雷雨,幼儿可就近在大树下避雨。(　)

    7.在幼儿经常出入的通道上,不应该设有台阶。(　)

    8.幼儿的卫生习惯与幼儿智力的发展、独立生活能力无关。(　)

    9.晨、午、晚间检查重点内容可概括为一问,二摸,三看,四查。(　)

    10.健康是指身体没有疾病。(　)

    11.在户外活动时,教师要对体弱幼儿给予更多的照顾。(　)

    12.幼儿进餐时不要吃"气饭",以免影响食欲和消化。(　)

    13.幼儿读物的字行间距可以稍微近些,这样可以节约用纸。(　)

    14.自然采光照度的大小,除与阳光的强弱有关外,主要取决于门的大小。(　)

    15.适宜的椅深应使大腿全部置于椅面上。(　)

四、简答题(本大题共 4 小题,每小题 5 分,共 20 分)

    1.简述适宜幼儿园选址的卫生要求。

    2.简述幼儿安全教育的内容。

    3.简述传染病的管理要求。

    4.简述幼儿膳食计划的内容。

五、连线题(本大题共 5 小题,每小题 2 分,共 10 分)

    请将幼儿常见传染病及其最长潜伏期进行连线:

    流脑　　　　　　　　　　42 天

    水痘　　　　　　　　　　3 天

    流行性感冒　　　　　　　21 天

    猩红热　　　　　　　　　7 天

    甲型传染性肝炎　　　　　12 天

六、材料分析题(本大题共 1 小题,每小题 10 分,共 10 分)

新入园的小班孩子在吃饭时出现了许多问题:饭粒满桌都是,哭闹不肯吃,挑食,吃饭速度太慢,饭含在嘴里不吞咽,不会正确使用勺子等。

请根据小班孩子出现的这些吃饭问题,制订改善进食环节的计划。要求写出对问题的分析以及改进的工作计划。

综合检测二

(总分:100 分　考试时间:90 分钟)

一、单选题(本大题共 10 小题,每小题 2 分,共 20 分)

1.幼儿在园到了 12 点就知道该睡觉,到了 16:30 就知道该吃晚餐了,说明幼儿形成了(　　)。

　　A.劳逸结合　　　　　　　　　　B.动力定型

　　C.优势原则　　　　　　　　　　D.镶嵌式活动原则

2.正确分配食品的(　　),合理安排就餐时间是确定膳食制度的两个基本内容。

　　A.种类　　　　　B.数量　　　　　C.大小　　　　　D.形状

3.保护易感者最有效的方式是(　　)。

　　A.与病人隔离　　　　　　　　　B.不去人多的地方

　　C.不接触病人　　　　　　　　　D.进行各种预防接种

4.幼儿园每班应该有一套基本用房,包括(　　)。

　　A.活动室、卧室、盥洗室(兼厕所)、更衣室

　　B.活动室、卧室、隔离室、贮藏室、厕所

　　C.办公室、活动室、医务室、卧室

　　D.办公室、盥洗室、卧室、活动室

5.在日常生活中,我们强调一些卫生常识,如勤洗手、保持空气流通等,从预防传染病流行的角度看,这是为了(　　)。

　　A.控制传染源　　B.切断传播途径　　C.保护易感人群　　D.以上都是

6.人如果感染了甲型肝炎病毒,最迟约经过(　　)潜伏期后发病。

　　A.30 天　　　　　B.35 天　　　　　C.40 天　　　　　D.42 天

7.制订幼儿班级生活常规的主要目的是(　　)。

　　A.便于教师管理　　　　　　　　B.让幼儿服从管理

　　C.让幼儿养成良好的行为习惯　　D.以上都是

8.婴幼儿身心和谐发展的基础是(　　)。

　　A.健康的心理　　B.健康的身体　　C.优越的家庭条件　　D.健康的父母

9.为便于幼儿上下床,床的高度为(　　),床周围应有栏杆。

　　A.10 厘米　　　　B.20 厘米　　　　C.25 厘米　　　　D.30 厘米

10.教幼儿正确的刷牙方法是(　　)。

A.顺着牙缝竖刷　　　B.随便刷　　　　　C.使劲刷　　　　　D.横着刷

二、名词解释(本大题共 2 小题,每小题 5 分,共 10 分)

　　1.幼儿膳食计划:

　　2.合理的生活日程:

三、判断题(本大题共 15 小题,每小题 1 分,共 15 分)

　　1.消毒厕所所用消毒剂的浓度要适宜,不可太高。　　　　　　　　(　　)

　　2.阳光中的紫外线可以帮助幼儿补钙,但没有杀菌作用。　　　　　(　　)

　　3.为便于幼儿在活动室内看向远方,窗台距离地面高度可设置为 30~40 厘米。

　　　　　　　　　　　　　　　　　　　　　　　　　　　　　　　(　　)

　　4.儿童的膳食应清淡、多盐、少油脂。　　　　　　　　　　　　　(　　)

　　5.生豆浆有假沸现象,当加温至 80 ℃ 左右时即出现泡沫,此时有害物质尚存,不适合

饮用。　　　　　　　　　　　　　　　　　　　　　　　　　　　　　(　　)

　　6.化妆品颜色鲜艳,常诱使幼儿品尝,但对幼儿无害。　　　　　　(　　)

　　7.合理安排婴幼儿一日生活有利于教育活动的开展。　　　　　　　(　　)

　　8.晨、午、晚间检查中教师主要摸幼儿的额头、手心是否发烫,摸腮腺及淋巴结有无

肿大。　　　　　　　　　　　　　　　　　　　　　　　　　　　　　(　　)

　　9.塑料袋适宜给幼儿当玩具。　　　　　　　　　　　　　　　　　(　　)

　　10.幼儿园食堂的工作人员必须要有健康证才能上岗。　　　　　　(　　)

　　11.幼儿活动室采光系数(窗玻璃面积与地面积之比)应不低于 1∶8。　(　　)

　　12.保教人员要结合日常护理,随时注意儿童有无异常表现。观察的重点是精神、食

欲、大小便、睡眠情况。　　　　　　　　　　　　　　　　　　　　　(　　)

　　13.幼儿园中尽量使用无尘粉笔,黑板表面平整,不反光。　　　　(　　)

　　14.幼儿书包以双肩包的形式为好,这样可以多背一些东西。　　　(　　)

　　15.培养幼儿的生活自理能力,学习生活的基本技能,是幼儿常规生活教育的内容之一。

　　　　　　　　　　　　　　　　　　　　　　　　　　　　　　　(　　)

四、简答题(本大题共 4 小题,每小题 5 分,共 20 分)

　　1.简述安排合理生活日程的意义。

　　2.简述幼儿户外活动的意义。

　　3.简述幼儿膳食中应该选择的四大类食物。

　　4.简述制订幼儿食谱的原则。

五、论述题(本大题共 1 小题,每小题 15 分,共 15 分)

　　试述制订一日生活日程的依据。

六、材料分析题(本大题共 1 小题,每小题 20 分,共 20 分)

　　星星幼儿园大班发现一例水痘病人,该园立即采取了以下措施:

第一，将病儿进行隔离，时间为 15 天。

第二，对病儿使用过的玩具、食具进行消毒。

第三，对该大班儿童进行医学观察。

(1)该园采取的措施哪些是恰当的？哪些不够明确？

(2)该园还应该怎么做？

✧【幼儿教师资格证考试真题】

一、单选题

1.《幼儿园工作规程》指出，幼儿园应制定合理的幼儿一日生活作息制度，两餐间隔时间不少于(   )。(2014 年)

  A.2.5 小时   B.3 小时   C.2 小时   D.3.5 小时

2.幼儿鼻中隔是易出血区，该处出血后，正确的处理方法是(   )。(2014 年)

  A.鼻根部涂些药水，然后安静休息 B.让幼儿头略低，冷敷前额、鼻部

  C.止血后，半小时不做剧烈运动 D.让儿童仰卧休息

3.《托儿所幼儿园卫生保健工作规范》规定托幼园所的工作人员接受健康检查的频率是(   )。(2015 年)

  A.每月一次   B.半年一次   C.每年一次   D.三年一次

4.被黄蜂蛰伤后，正确的处理方法是(   )。(2015 年)

  A.涂肥皂水   B.用温水冲洗   C.涂食用醋   D.冷敷

5.幼儿在户外活动中扭伤，出现充血、肿胀和疼痛，教师应对幼儿采取的措施是(   )。(2015 年)

  A.停止活动，冷敷扭伤处   B.停止活动，热敷扭伤处

  C.按摩扭伤处，继续活动   D.清洁扭伤处，继续活动

6.风疹病毒传播途径是(   )。(2016 年)

  A.肢体接触   B.空气飞沫   C.虫媒传播   D.食物传播

7.对于幼儿如厕，教师最合理的做法是(   )。(2017 年)

  A.允许幼儿按需自由如厕   B.要求排队如厕

  C.控制幼儿如厕次数   D.控制幼儿如厕的间隔时间

8.皮疹呈向心性分布(即躯干多，面部、四肢较少，手掌、脚掌更少)的疾病是(   )。(2017 年)

  A.麻疹   B.水痘   C.手足口   D.猩红热

二、简答题

教师在户外体育活动中如何保障幼儿安全？(2014 年)

三、论述题

举例说明如何在幼儿园一日生活中实施"动静交替"的原则。(2015 年)

水平检测一

(总分:100 分　考试时间:90 分钟)

一、单选题(本大题共 10 小题,每小题 2 分,共 20 分)

1.婴幼儿(　　)前可能有生理性远视。

A.2 岁　　　　　　B.3 岁　　　　　　C.4 岁　　　　　　D.5 岁

2.婴幼儿长骨骼所必需的营养素有(　　)。

A.钙、维生素 D　　B.铁、维生素 D　　C.钙、维生素 C　　D.铁、维生素 C

3.患缺铁性贫血的婴幼儿补充以下哪种食物为最佳?(　　)

A.黄豆　　　　　　B.牛乳　　　　　　C.黑木耳　　　　　D.猪肝

4.小明白天视力很好,但到了傍晚或光线暗的地方就看不清了,这可能是缺乏(　　)所致。

A.维生素 D　　　　B.维生素 C　　　　C.维生素 B_2　　　D.维生素 A

5.(　　)营养素不是产热营养素。

A.蛋白质　　　　　B.矿物质　　　　　C.脂肪　　　　　　D.碳水化合物

6.导致婴幼儿患单纯性肥胖病的因素是(　　)。

A.多食少动　　　　B.内分泌失调　　　C.心理异常　　　　D.父母肥胖

7.病儿发高烧可采用物理降温法或服退烧药,一般体温降至(　　)即可不采取措施。

A.36.5 ℃　　　　　B.37 ℃　　　　　　C.37.5 ℃　　　　　D.38 ℃

8.优质蛋白质能更好地满足婴幼儿生长发育需要,其摄入量不应少于总蛋白质的(　　)。

A.40%　　　　　　B.45%　　　　　　C.50%　　　　　　D.65%

9.人体所需热能需要产热营养素来提供,其中碳水化合物所提供的热能占总热量的(　　)。

A.12% ~ 15%　　　B.20% ~ 30%　　　C.50% ~ 60%　　　D.60% ~ 70%

10.(　　)玩具不适合在幼儿园玩耍。

A.积木　　　　　　B.塑料袋　　　　　C.雪花片　　　　　D.磁力片

二、名词解释(本大题共 2 小题,每小题 5 分,共 10 分)

1.镶嵌式活动原则:

2.蛋白质的互补作用:

三、判断题(本大题共 15 小题,每小题 2 分,共 30 分)

1.遗传和先天环境会影响婴幼儿的生长发育。　　　　　　　　　　(　　)

2.擤鼻涕太用劲,可能引起中耳炎、鼻泪管炎、鼻窦炎等疾病。　　　(　　)

3.婴幼儿应该加强锻炼,但运动量过大,会出现过度疲劳。　　　　　(　　)

4.蛋白质具有新生和修补机体组织的重要作用。 （ ）

5.凡是人体不需要的氨基酸就称为"非必需氨基酸"。 （ ）

6.人类获取维生素D的最主要来源是皮肤接受阳光照射。 （ ）

7.幼儿时期体内的水分相对成人较多,新陈代谢旺盛,水分蒸发多,如果水的需要量按公斤体重计算,则年龄越小,需要的水分越多。 （ ）

8.若一氧化碳中毒者昏迷不醒,可对患者采用减少衣物、使其受冻的方法,帮助患者清醒。 （ ）

9.测体温时,要先把体温计上的水银柱甩到36 ℃以下,用棉花蘸酒精擦拭消毒后再用。 （ ）

10.当幼儿流鼻血后,应立即让其仰头,并用湿毛巾冷敷前额和鼻部。 （ ）

11.托幼园所卫生保健工作的根本任务是在集居的条件下保障和促进婴幼儿的身体健康。 （ ）

12.幼儿园的工作人员必须取得健康证才能入职。 （ ）

13.婴幼儿时期消化系统的功能发育尚未成熟,消化能力弱,但生长发育迅速,因此要少食多餐。 （ ）

14.为防止幼儿尿床,老师应当在午睡时唤醒幼儿,提醒其如厕。 （ ）

15.扁豆烹饪时间若不够,可引起食物中毒,症状为恶心、呕吐。 （ ）

四、简答题(本大题共4小题,每小题5分,共20分)

1.简述婴幼儿运动系统的特点。

2.简述3~6岁学龄前儿童膳食指南。

3.简述婴幼儿心理健康的标志。

4.简述传染病的管理方法。

五、连线题(本大题共5小题,每小题2分,共10分)

请将左边的内容和右边相关的内容进行连线:

维生素 A   口角炎

维生素 B_2 脚气病

维生素 D   坏血病

维生素 C   夜盲症

维生素 B_1 佝偻病

六、材料分析题(本大题共1小题,每小题10分,共10分)

小明今年3岁,最近感冒了,鼻子堵得厉害,不久又发现耳朵疼,经医生诊断患上了急性中耳炎。

(1)为什么婴幼儿容易得中耳炎?

(2)预防中耳炎的正确方法是什么?

水平检测二

（总分:100 分　考试时间:90 分钟）

一、单选题(本大题共 10 小题,每小题 2 分,共 20 分)

1.以下关于婴幼儿循环系统特点的表述,错误的是(　　)。

A.年龄越小,心率越慢

B.心肌易疲劳

C.锻炼运动量过大易造成过度疲劳

D.可触及浅表的淋巴结

2.婴幼儿乳牙共(　　)颗,于(　　)出齐。

A.22,2 岁半　　　　B.20,2 岁　　　　C.22,2 岁　　　　D.20,2 岁半

3.为促进铁的吸收利用,小儿膳食中应该有丰富的(　　)。

A.锌　　　　B.维生素 C　　　　C.钙　　　　D.维生素 D

4.对促进儿童生长,保持正常味觉,促进创伤愈合以及提高机体免疫功能均有重要作用的矿物质是(　　)。

A.碘　　　　B.铁　　　　C.钙　　　　D.锌

5.不利于钙被肠道吸收利用的营养素是(　　)。

A.维生素 D　　　　B.乳糖　　　　C.蛋白质　　　　D.脂肪

6.婴幼儿佝偻病的预防措施不包括(　　)。

A.提倡母乳喂养　　B.适当补充鱼肝油　　C.隔离消毒　　　　D.多在户外活动

7.婴幼儿患营养性巨幼细胞性贫血,是因为缺乏(　　)。

A.矿物质铁　　　　B.维生素 B_1　　　　C.维生素 B_{12}　　　　D.维生素 C

8.家庭及托幼机构应为幼儿选择适宜的图书读物,下列不适宜的是(　　)。

A.文字与纸张颜色有鲜明对比的图书

B.纸质轻薄,纸面平滑、闪光的图书

C.字、行间距离较宽的图书

D.文字、插图、符号大而清晰的图书

9.为预防传染病,保护易感者,下列措施不恰当的是(　　)。

A.与外界隔离　　　　　　　　　B.提供合理营养

C.培养个人卫生习惯　　　　　　D.搞好环境卫生

10.组织幼儿睡眠时,以下安排不合理的是(　　)。

A.睡前为幼儿组织阅读活动

B.提醒幼儿睡前如厕

C.待幼儿入睡后,教师也可以小睡一会儿

D.纠正幼儿错误的睡眠姿势

二、名词解释(本大题共 2 小题,每小题 5 分,共 10 分)

1.营养素:

2.终末消毒:

三、判断题(本大题共 15 小题,每小题 2 分,共 30 分)

1.婴幼儿的浅表淋巴结在患病时会发炎,由黄豆大小变成蚕豆大小,而且按压着疼。
（　　）

2.婴幼儿肠胃消化能力较弱,可适当给幼儿吃些水泡饭、汤泡饭。（　　）

3.婴幼儿排尿由"无约束"逐渐发育为"有约束",年龄越小,排尿越频繁。（　　）

4.婴幼儿腹泻严重者,可能会出现脱水表现,要多喂白开水、自制糖盐水等。（　　）

5.患急性结膜炎的婴幼儿揉眼后用手摸过的门把手、水龙头、玩具、图书等,均带有病毒或细菌。（　　）

6.煮沸消毒是托幼机构常用的一种简便、有效的消毒方法。（　　）

7.对传染病接触者的观察期限,一般视该传染病的最短潜伏期而定。（　　）

8.为了保障活动室和卧室空气新鲜和有适宜的微小气候,应按不同季节和气象情况执行合理的开窗制度。（　　）

9.接种百白破混合制剂,可预防小儿患百日咳、白喉和破伤风。（　　）

10.若发现小昆虫进入婴幼儿外耳道,可用强光接近幼儿的外耳道,将小虫引出来;若无效,应立即上医院。（　　）

11.生长发育要消耗的热能是婴幼儿特有的,与其生长快慢成正比。（　　）

12.粮谷类是维生素 B_1 的主要来源,精细加工的粮谷及杂粮的维生素 B_1 含量较未加工的高。（　　）

13.不能被人体消化吸收的多糖类总称为膳食纤维。（　　）

14.胡萝卜富含维生素 A 原,炒着吃比水煮吃更能有效吸收其维生素 A。（　　）

15.幼儿进餐时,教师要给幼儿自主权,尊重幼儿的吃饭偏好,不能介入。（　　）

四、简答题(本大题共 4 小题,每小题 5 分,共 20 分)

1.简述婴幼儿消化系统的特点。

2.简述上呼吸道感染的预防措施。

3.简述幼儿入园晨检的操作方法。

4.简述婴幼儿热能消耗构成。

五、连线题(本大题共 5 小题,每小题 2 分,共 10 分)

请将左边的内容和右边相关的内容进行连线:

甲型肝炎	医源性传播
流行性腮腺炎	虫媒传播
乙型脑炎	饮食传播
急性结膜炎	空气飞沫传播
乙型肝炎	日常生活接触传播

六、材料分析题(本大题共 1 小题,每小题 10 分,共 10 分)

小明今年 4 岁,幼儿园老师发现他在看书、看电视时总是爱歪着头,纠正了许多次后,小明仍然不改变。后来,老师建议小明妈妈带小明去眼科医院检查,发现小明变成了弱视,及时进行了干预治疗。

(1)小明的眼睛是如何发展成弱视的?婴幼儿眼睛的特点有哪些?

(2)如何帮助幼儿保护好眼睛?

水平检测三

(总分:100 分 考试时间:90 分钟)

一、单选题(本大题共 10 小题,每小题 2 分,共 20 分)

1.脊柱生理性弯曲的作用是(   )。

A.缓冲振动　　　　B.保护内脏　　　　C.具有弹性　　　　D.以上都有

2.以下关于呼吸系统的表述,错误的是(   )。

A.年龄越小,呼吸频率越快　　　　B.声带不够坚韧

C.鼻咽部的细菌易侵入中耳　　　　D.儿童咽鼓管比成人的窄

3.下列植物油中含脂肪营养价值较低的是(   )。

A.花生油　　　　B.豆油　　　　C.椰子油　　　　D.芝麻油

4.99%存在于骨骼和牙齿中,1%存在于血液和细胞外液中的矿物质是(   )。

A.钙　　　　B.铁　　　　C.碘　　　　D.锌

5.三大产热营养素为(   )。

A.蛋白质、脂类和碳水化合物　　　　B.蛋白质、脂类和矿物质

C.蛋白质、矿物质和维生素　　　　D.脂类、碳水化合物和矿物质

6.非必需氨基酸是指(   )。

A.人体所不需要的氨基酸

B.人体内可以合成或可由别的氨基酸转化而成的氨基酸

C.不能在体内合成的氨基酸

D.合成太慢的氨基酸

7.缺碘最严重的后果是(   )。

A.造成粗脖子　　　　B.智力低下　　　　C.身体残疾　　　　D.影响生长

8.小儿患佝偻病,呈 X 型腿或 O 型腿,主要是缺乏(   )所致。

A.维生素 D　　　　B.钙　　　　C.磷　　　　D.维生素 A

9.治疗弱视的最佳年龄阶段为(   )。

A.学龄前期　　　　B.幼儿期　　　　C.婴儿期　　　　D.学龄期

10.幼儿书包的重量不应超过其体重的(   )。

A.1/7　　　　B.1/8　　　　C.1/9　　　　D.1/10

二、**名词解释**(本大题共 2 小题,每小题 5 分,共 10 分)

1.牵拉肘:

2.传染病:

三、**判断题**(本大题共 15 小题,每小题 2 分,共 30 分)

1.煮沸消毒法,要严格按照规定时间操作,一般消灭细菌需煮沸 10 分钟,消灭病毒需煮沸 20 分钟,消灭细菌芽孢需煮沸 90 分钟。   ( )

2.幼儿在生长发育时期需要的"必需氨基酸"比成人多。   ( )

3.幼儿园的绿化面积应占全园土地面积的 40%~50%。   ( )

4.为帮助幼儿增强体质,幼儿园应多开展拔河等体育活动。   ( )

5.婴幼儿各生理系统发育不均衡,神经系统和淋巴系统最先发展。   ( )

6.若幼儿突发惊厥,可让病儿侧卧,松开衣扣、裤带,并重压人中穴。   ( )

7.谷类是人们一日三餐不可缺少的食物,它可提供的主要营养成分是碳水化合物。

                                    ( )

8.若幼儿皮肤上经常出现瘀斑,且牙龈等多处出血,应及时补充维生素 B_1。 ( )

9.若婴幼儿血浆中铁离子含量过低,可引起神经、肌肉兴奋性增强,出现手足抽搐症。

                                    ( )

10.病原微生物刺激人体后,机体产生一种具有抗御作用的特异性的蛋白质,这种蛋白质叫作抗体。   ( )

11.对于溺水幼儿,若心跳、呼吸停止应就地进行胸外心脏挤压和口对口呼吸。

                                    ( )

12.若幼儿在 3 岁以后仍经常在白天不能控制排尿或不能于睡觉时醒来自觉地排尿,在排除了躯体疾病的原因之后,则称为功能性遗尿症。   ( )

13.为保证幼儿健康成长,在安排幼儿的生活环节时,每日的户外活动时间应至少保证 3~4 小时。   ( )

14.为了幼儿的安全,幼儿园楼梯坡度不宜大于 25 度。   ( )

15.幼儿园有合理的膳食制度,其中早餐的热量分配为 35%~40%。   ( )

四、**简答题**(本大题共 4 小题,每小题 5 分,共 20 分)

1.简述幼儿耳的保育措施。

2.简述幼儿膳食巧搭配的原则。

3.简述执行一日生活制度的注意事项。

4.简述营养素的分类。

五、**连线题**(本大题共 5 小题,每小题 2 分,共 10 分)

请将左边的内容和右边相关的内容进行连线:

钙　　　　　　　　　　　　　克汀病

铁　　　　　　　　　　　　　手足搐搦症

锌　　　　　　　　　　　　　营养性巨幼细胞性贫血

叶酸　　　　　　　　　　　　异食癖

碘　　　　　　　　　　　　　缺铁性贫血

六、材料分析题(本大题共 1 小题,每小题 10 分,共 10 分)

鑫鑫幼儿园最近发现了一个手足口病患儿,当老师们得知情况后,立即隔离了该患儿并迅速通知家长接回幼儿,该班其余幼儿则继续在园就读。

(1)你赞同该园老师的处理方式吗? 如果你是园长,你会怎么做?

(2)如何预防手足口病?

水平检测四

(总分:100 分　考试时间:90 分钟)

一、单选题(本大题共 10 小题,每小题 2 分,共 20 分)

1.幼儿对感兴趣的事情,注意力多比较集中,对其他没有关系的刺激则"视而不见""听而不闻"了,这是属于大脑皮质的(　　)。

　　A.优势原则　　　　B.镶嵌式活动原则　　C.动力定型　　　　D.抑制原则

2.婴幼儿脑细胞的耗氧量约为全身耗氧量的(　　)。

　　A.20%　　　　　　B.30%　　　　　　　C.50%　　　　　　　D.60%

3.能够为人体提供热能的主要来源是(　　)。

　　A.脂肪　　　　　　B.矿物质　　　　　　C.碳水化合物　　　　D.蛋白质

4.下面关于矿物质的表述,错误的是(　　)。

　　A.若婴幼儿饮食中缺碘,会影响其生长发育和智力发展

　　B.锌对于幼儿保持正常味觉有重要作用,若缺乏锌,可能患异食癖

　　C.铁是合成血红蛋白的重要原料,若饮食中长期缺铁,可导致缺铁性贫血

　　D.菠菜、苋菜含钙量丰富,可以作为幼儿钙的理想食物来源

5.属于水溶性维生素的是(　　)。

　　A.维生素 A、维生素 D、维生素 C　　　　B.维生素 A、维生素 E、维生素 C

　　C.维生素 B_1、维生素 D、维生素 C　　　　D.维生素 B_1、维生素 B_2、维生素 C

6.婴幼儿腹泻可由多种原因引起,下列不属于非感染性腹泻的病因是(　　)。

　　A.腹部受凉　　　　B.餐具不洁　　　　　C.进食量过多　　　D.贪吃冷食

7.下列不是由空气飞沫传播的传染病是(　　)。

　　A.麻疹　　　　　　　　　　　　　　B.流行性感冒

　　C.猩红热　　　　　　　　　　　　　D.流行性乙型脑炎

8.下列关于幼儿园环境消毒的表述,错误的是(　　)。

A.幼儿园要在每天早上用湿抹布擦拭大型运动器具的表面,保持幼儿所接触的玩具清洁

B.盥洗室的打扫原则是从上到下,从轻污染区域到比较清洁的区域再到脏污的区域

C.清理食堂的生熟食区域时,要分别用专用抹布操作

D.走廊通道可以堆放一些闲置物品,以有效利用空间

9.关于组织日常生活环节的表述,错误的是(　　　)。

A.进餐时应教育幼儿专心吃饭、细嚼慢咽

B.户外活动时要多关注体弱多病儿,及时增减衣物、擦开汗水

C.如厕时教会幼儿便后擦屁股要由后往前擦

D.在盥洗时要培养幼儿自己洗手、刷牙、洗脸等的能力

10.活动室是幼儿园幼儿活动的中心,为保障幼儿有足够的活动空间,每名幼儿所占面积不应小于(　　　)平方米。

A.2　　　　　　　　B.2.5　　　　　　　　C.3　　　　　　　　D.3.5

二、名词解释(本大题共 2 小题,每小题 5 分,共 10 分)

1.发育:

2.上行性泌尿道感染:

三、判断题(本大题共 15 小题,每小题 2 分,共 30 分)

1.为改善幼儿园室内采光条件,天花板可刷成白色,墙可刷成白色或米黄色。
　　　　　　　　　　　　　　　　　　　　　　　　　　　　　　　　(　　　)

2.单侧采光时,光线应来自右侧。　　　　　　　　　　　　　　　(　　　)

3.组织幼儿劳动时,为锻炼幼儿乐意助人的品质,可以让幼儿帮老师拿消毒剂等物品。
　　　　　　　　　　　　　　　　　　　　　　　　　　　　　　　　(　　　)

4.集体儿童机构,检疫班不接受新来幼儿,该班一日生活制度可照常进行,但一切活动都要与其他班严格分开。　　　　　　　　　　　　　　　　　　(　　　)

5.进餐前,教师可组织开展老鹰捉小鸡等体育游戏。　　　　　　　(　　　)

6.多不饱和脂肪酸能促进幼儿大脑发展,因此应多为幼儿提供椰子油。(　　　)

7.若幼儿肋骨骨折并感到呼吸困难,可立即用宽布带将断骨固定后送医院。(　　　)

8.健康携带者是指无该病临床症状,过去未患过该病,而能排出病原体的人,只能用实验室方法检出病原体。　　　　　　　　　　　　　　　　　　(　　　)

9.幼儿乳牙若患龋齿,不必就医处理,静等换牙即可。　　　　　　(　　　)

10.若幼儿过于肥胖,则易患扁平足。　　　　　　　　　　　　　　(　　　)

11.佝偻病是 3 岁以下小儿的常见病,是由于缺乏维生素 A 所致。　　(　　　)

12.若新生儿体温正常、不咳嗽,但出现吃奶发呛,口吐泡泡,口周围发青等症状,可能是患了肺炎。　　　　　　　　　　　　　　　　　　　　　　　(　　　)

13.煮米饭前,应将米淘干净,反复搓洗。 （　　）

14.人体生命活动,尤其是神经系统所需要的能量主要依靠糖类的氧化供应。

（　　）

15.教师若发现幼儿玩弄外生殖器,应立即大声训斥。 （　　）

四、简答题(本大题共4小题,每小题5分,共20分)

1.简述婴幼儿呼吸系统的特点。

2.简述幼儿膳食的配制原则。

3.简述龋齿的预防措施。

4.简述影响婴幼儿心理健康的因素。

五、连线题(本大题共5小题,每小题2分,共10分)

请将左边的内容和右边相关的内容进行连线:

营养素	最佳来源
钙	猪肝
锌	海带
铁	牛奶
维生素 D	牡蛎
碘	日照

六、材料分析题(本大题共1小题,每小题10分,共10分)

材料1:2001年6月5日,江西南昌市广播电视幼儿园蚊香引燃被褥,发生特大火灾,事发当时值班教工擅自离开幼儿,13名全托幼童葬身火海,全国震惊。

材料2:丁女士将4岁的儿子敏敏送到单位的"寒托班"。"寒托班"工作人员准备了消毒用的过氧乙酸。正应了"天有不测风云,人有旦夕祸福"这句话,谁也没有想到,班里一个小朋友无意中拿到一瓶未经稀释的过氧乙酸,并且将它泼到了敏敏的脸部和颈部。一场大祸就这样发生了,聪明活泼的敏敏左眼失明,容颜受损。

(1)材料中的安全事故为什么会发生?

(2)托幼机构应该注意哪些安全措施?

水平检测五

(总分:100分　考试时间:90分钟)

一、单选题(本大题共10小题,每小题2分,共20分)

1.以下关于幼儿骨骼特点描述,正确的是(　　)。

A.有机物少,无机物多;硬度小,弹性大

B.有机物多,无机物少;硬度大,弹性小

C.有机物少,无机物多;硬度大,弹性小

D.有机物多,无机物少;硬度小,弹性大

2.老师在黑板上画了一个站着的小人,中班的小明却说小人是倒着的,这可能是因为( )。

    A.婴幼儿眼睛出现倒视   B.婴幼儿眼睛会有生理性远视

    C.婴幼儿眼睛晶状体弹性好   D.婴幼儿眼睛出现疲劳

3.能新生和修补机体组织,调节生理功能、免疫机能和提供热能的营养素是( )。

    A.脂肪   B.蛋白质   C.碳水化合物   D.维生素

4.食物所含蛋白质经过人体消化后分解成( ),才能被人体吸收。

    A.磷脂   B.氨基酸   C.乳糖   D.纤维素

5.能在体内演变成 DHA,对视网膜以及大脑神经细胞的发育有促进作用的脂肪酸是( )。

    A.饱和脂肪酸   B.单不饱和脂肪酸   C.多不饱和脂肪酸   D.胆固醇

6.关于幼儿挫伤、扭伤后的处理方法的表述,正确的是( )。

    A.立即冷敷,24 小时后再热敷   B.直接贴上膏药

    C.先热敷,再冷敷   D.直接涂抹红花油

7.水痘的传染性极强,多发生在( )。

    A.冬春季   B.夏秋季   C.秋冬季   D.春秋季

8.幼儿园消毒剂种类较多,下列不是幼儿园常用的消毒剂是( )。

    A.含氯消毒剂   B.酒精   C.过氧乙酸   D.碘伏

9.《托儿所幼儿园卫生保健工作规范》规定,幼儿离开托幼机构( )以上应当进行健康检查后方可再次入托幼机构。

    A.1 个月   B.2 个月   C.3 个月   D.4 个月

10.关于幼儿体格检查表述,错误的是( )。

    A.每年进行一次全面体检

    B.身高每半年测量一次

    C.体检后应当及时向家长反馈检查结果,对有异常的幼儿督促其治疗

    D.转园幼儿不用重新体检可以直接再入新园

二、名词解释(本大题共 2 小题,每小题 5 分,共 10 分)

1 优势原则:

2 必需氨基酸:

三、判断题(本大题共 15 小题,每小题 1 分,共 15 分)

1.某幼儿发热、阵咳、气喘,至夜间面色青紫、呼吸困难、抽风,该幼儿可能患了百日咳。

                                ( )

2.脊柱共有四道生理性弯曲,是随着婴幼儿动作发育逐渐形成的。 （　　　）

3.婴幼儿的骨骼数量比成人的多。 （　　　）

4.幼儿若睡眠时间不足、质量不高,则会导致甲状腺素分泌减少,影响身高增长。

（　　　）

5.“望梅止渴”,看到梅子就流口水了,这是非条件反射。 （　　　）

6.为幼儿接种水痘疫苗,这是在帮助幼儿获得人工被动免疫。 （　　　）

7.糖类主要来源于谷类和根茎类食物。 （　　　）

8.当幼儿误服毒药时,催吐是排出胃内毒物的简便而有效的方法。 （　　　）

9.若幼儿初期发现乏力、腿无力,继而出现肢体麻木、感觉迟钝等症状,有可能是缺乏维生素 B$_2$。 （　　　）

10.菠菜、韭菜等深色蔬菜,应尽可能现切现洗、急火快炒。 （　　　）

11.托幼机构应根据膳食计划制订带量食谱,1 周更换一次。 （　　　）

12.学龄前儿童每日饮水量为 1 000～1 200 毫升。 （　　　）

13.若幼儿被烫伤后有水泡,要挑破水泡,帮助伤口愈合。 （　　　）

14.对患水痘的幼儿,只要不再长新的疹子,就可解除隔离。 （　　　）

15.寄宿制幼儿园户外活动的时间,正常情况下每天不得少于 3 小时。 （　　　）

四、简答题(本大题共 4 小题,每小题 5 分,共 20 分)

1.简述影响婴幼儿生长发育的因素。

2.简述如何培养幼儿良好的饮食习惯。

3.简述传染性肝炎的预防措施。

4.简述安排合理生活日程的意义。

五、论述题(本大题共 1 小题,每小题 15 分,共 15 分)

请结合幼儿身心发展特点试述托幼园所应开展的安全教育工作。

六、材料分析题(本大题共 1 小题,每小题 20 分,共 20 分)

据新华社 7 月 22 日报道,某市中心幼儿园因食堂卫生问题,导致该园 200 名幼儿爆发细菌性痢疾。这一卫生安全事件发生后,卫计委在认定幼儿园承担主要责任的同时,对该地区卫生监督所进行了全国通报批评,原因为监督不力。并建议当地卫生行政部门追究其主要责任人员的失职责任。

请你根据幼儿园集体儿童膳食的相关理论,对上述材料加以分析,并谈谈有何对策。

水平检测六

(总分:100 分　考试时间:90 分钟)

一、单选题(本大题共 10 小题,每小题 2 分,共 20 分)

1.新生儿每分钟呼吸次数为( )。

A.24 次左右 B.30 次左右 C.42 次左右 D.50 次左右

2.适合在幼儿园开展的体育活动是(　　　)。

  A.长跑、拔河   B.长跑、攀爬   C.拔河、接力赛 D.接力赛、攀爬

3.摸脉搏可得知幼儿心跳次数,幼儿在开展(　　　)后不适合测脉搏。

  A.阅读   B.体育课   C.饮水   D.如厕

4.蛋白质是新生和修补机体的重要原料,但食物中的蛋白质要被分解成小分子物质后才能被人体吸收和利用。对蛋白质具有分解作用的消化道的部位是(　　　)。

  A.胃、小肠   B.口腔、咽   C.小肠、大肠   D.胃腺、肝脏

5.与人体正常视觉、上皮细胞的正常形成有密切关系的营养素是(　　　)。

  A.维生素 E   B.维生素 A   C.维生素 D   D.维生素 C

6.为保持正常味觉,促进机体的创伤愈合能力,幼儿可食用(　　　)。

  A.牡蛎   B.枣   C.红薯   D.菠菜

7.手足口病是幼儿园常见的传染病之一,传染性很强,主要发生在(　　　)。

  A.冬春季   B.夏秋季   C.秋冬季   D.春秋季

8.下面关于常见传染病防控的描述,错误的是(　　　)。

  A.幼儿园每天要定时开门窗通风,保持空气流动

  B.幼儿按时接种疫苗,是预防传染病的最佳手段

  C.为减少交叉感染,要减少或控制幼儿的户外活动时间

  D.指导幼儿养成良好的卫生习惯

9.根据《手足口病预防控制指南(2009 版)》,一周内,幼儿园发生(　　　)例及以上传染病时,建议全园停课。

  A.9   B.10   C.11   D.12

10.《幼儿园工作规程》规定,正常情况下,每日户外体育活动不得少于(　　　)。

  A.半小时   B.一小时   C.一个半小时 D.两小时

二、名词解释(本大题共 2 小题,每小题 5 分,共 10 分)

  1.健康:

  2.基础代谢:

三、判断题(本大题共 15 小题,每小题 1 分,共 15 分)

  1.血细胞中的红细胞具有运输功能,将携带的氧气和营养物质输送给组织和细胞,再把二氧化碳和代谢废物运送到肺及排泄器官。   (　　　)

  2.幼儿骨折后,应立即固定伤肢,如有伤口,则应包扎止血后再固定。 (　　　)

  3.若发现幼儿有鱼刺、骨头等卡喉时,可让其吞咽食物以咽下异物。 (　　　)

  4.若发现幼儿在玩耍时将纽扣塞进鼻孔,可立即用镊子取出。   (　　　)

  5.幼儿烧伤、烫伤后的紧急处理,用口诀可以表示为:冲、脱、泡、盖、送。 (　　　)

6.动脉血含氧丰富、颜色暗红;静脉血颜色鲜红。　　　　　　（　　）

7.地震时尽量待在广场、公园等比较开阔的地方。　　　　　　（　　）

8.幼儿园正餐间隔时间不得少于三小时半。　　　　　　　　　（　　）

9.在园幼儿要每年体检一次,每半年测身高、视力一次,每季度量体重一次。（　　）

10.3~6岁幼儿膳食中肉类的每日需要量为50~100 g。　　　　（　　）

11.幼儿尿道短,尤其是女孩更短,若不注意清洁卫生,尿道口被细菌感染,易引起上行性泌尿道感染。　　　　　　　　　　　　　　　　　　　　（　　）

12.粮谷豆类食物中蛋白质的营养价值远远低于蛋类和肉类中蛋白质的营养价值。

　　　　　　　　　　　　　　　　　　　　　　　　　　　　（　　）

13.缺钙会导致甲状腺激素合成不足,造成"呆小症"。　　　　　（　　）

14.为了鼓励幼儿多吃、快吃,老师可以组织吃饭比赛。　　　　（　　）

15.幼儿在患病时应当"忌口",直到痊愈为止。　　　　　　　　（　　）

四、简答题(本大题共4小题,每小题5分,共20分)

1.简述保护乳牙的主要方法。

2.简述进餐环节的组织要点。

3.简述传染病的传播途径。

4.简述幼儿肥胖病的治疗措施。

五、论述题(本大题共1小题,每小题15分,共15分)

试述托幼机构如何做好晨、午检和晚间检查。

六、材料分析题(本大题共1小题,每小题20分,共20分)

这一周,周佳宇连续几天不肯睡午觉,老师觉得很头疼。到中午睡觉时,她一会儿翻过身,一会儿趴着睡,不一会儿又侧着睡,就是翻来覆去睡不着。时间在悄悄流逝,声音也基本没有了,老师以为她睡着了,凑过去一看,周佳宇两只眼睛睁得滴溜溜圆,正在被窝里认认真真地玩棉线。老师看到她这么喜欢玩线,就说:"小宇喜欢线,是吗?老师家里有很多五颜六色的线,明天拿来送给你。不过,你要现在就睡。"时间到了,别的幼儿已经醒了,而她睡得正香。

(1)你赞同教师的做法吗?

(2)如果你是老师,还有哪些策略可以帮助周佳宇?

水平检测七

(总分:100分　考试时间:90分钟)

一、单选题(本大题共10小题,每小题2分,共20分)

1.幼儿不同年龄的呼吸频率各有不同,4~7岁幼儿每分钟呼吸次数约为(　　)次。

A.43　　　　　　B.30　　　　　　C.24　　　　　　D.22

2.幼儿生长发育具有个体差异性,导致其差异的物质性基础是(　　　)。

　　A.环境差异　　　　　B.物质差异　　　　　C.教育差异　　　　　D.遗传差异

3.以下关于婴幼儿循环系统表述,错误的是(　　　)。

　　A.年龄越小,心率越快

　　B.在幼儿的颌下、颈下、腋下等处可以触摸到黄豆粒大小的淋巴结

　　C.幼儿易缺少血红细胞,出现贫血

　　D.幼儿新陈代谢旺盛,血流量大,血压较成人高

4.佳佳老师正在给幼儿讲故事,忽然,教室窗外飞来了一只鸟,小朋友们的目光都被小鸟吸引了,没人听故事。这一现象说明幼儿(　　　)的特点。

　　A.脑的耗氧量大　　　　　　　　　　B.大脑正在迅速发育

　　C.大脑皮质易兴奋,易疲劳　　　　　D.中枢神经系统发育不均衡

5.幼儿所特有的热能消耗是(　　　)。

　　A.基础代谢所需　　　B.活动所需　　　　　C.食物热效应　　　　D.生长发育所需

6.婴幼儿食欲不振的常见原因包括(　　　)。

　　A.饮食习惯不良　　　B.胃肠道疾病　　　　C.维生素 A 中毒　　　D.以上均包含

7.主要发生在冬春季节的幼儿常见病有(　　　)。

　　A.手足口、水痘　　　　　　　　　　B.水痘、麻疹

　　C.乙型脑炎、手足口　　　　　　　　D.麻疹、流行性乙型脑炎

8.以下关于物理降温法表述,错误的是(　　　)。

　　A.用毛巾浸入冷水敷在前额,或放在腋窝、肘窝等处

　　B.可以用热水袋灌进凉水或小的冰块,化作冰枕,枕在头后

　　C.冷敷至体温降至 37 ℃后即可

　　D.若冷敷时小儿发生寒战、面色发灰,应停止冷敷

9.下列关于地震时室内自救措施的表述,错误的是(　　　)。

　　A.若在室内,要迅速抱头、闭眼,躲进卫生间

　　B.尽量不要大喊大叫

　　C.要远离阳台

　　D.快速坐电梯下楼到户外

10.以下关于手足口病的描述,错误的是(　　　)。

　　A.潜伏期多为 2～10 天,平均 3～5 天

　　B.接触被病毒污染的手,以及毛巾、手绢、床上用品等就可引起感染

　　C.由呼吸道病毒感染引起的一种常见传染病

　　D.主要表现为发热,手、足、口、臀等部位出疹,可伴有咳嗽、流涕、食欲不振等症状

二、名词解释(本大题共 2 小题,每小题 5 分,共 10 分)

1.膳食计划:

2.龋齿：

三、**判断题**(本大题共 15 小题,每小题 1 分,共 15 分)

1.出生前半年至出生后一年是脑细胞数目增长的重要阶段。 （ ）

2.在安静清醒的状态下,幼儿的脑耗氧量大约为全身耗氧量的 20%,而成人约为 50%。
（ ）

3.幼儿脑垂体的生长激素分泌不足会导致呆小症,分泌过多会出现肢端肥大症。
（ ）

4.碳水化合物也叫糖类,是为人体提供热能的最主要营养素。 （ ）

5.幼儿发生划伤或切割伤的处理方法:用干净的纱布按压伤口止血,止血后在伤口周围用酒精由里向外消毒,敷上消毒纱布并包扎。 （ ）

6.营养素的可耐受最高摄入量是平均每日摄入营养素的最高限量。 （ ）

7.以乳类为主食的婴儿可以多吃肝泥类辅食。 （ ）

8.婴幼儿在补铁时,可多吃新鲜蔬菜水果。 （ ）

9.若幼儿跌倒或被撞出淤青,可先用手掌按揉 5 分钟,有淤血就用冰敷。 （ ）

10.若幼儿被蚊虫咬伤、蜇伤,可用肥皂水清洗、浸泡伤处,但不要抓挠,可以涂点虫咬水。 （ ）

11.托幼机构的黑板最好是磁性黑板。 （ ）

12.若异物突然掉入气管,会出现剧烈呛咳,伴有呼吸困难,面色青紫。 （ ）

13.幼儿园一日活动时间安排应有相对的稳定性与灵活性,既有利于形成秩序,又能满足幼儿的合理需要,照顾到个体差异。 （ ）

14.托幼园所工作人员要每三年接受全面健康检查一次。 （ ）

15.教师在一日生活日程中,要注意培养建立幼儿良好的常规,减少不必要的管理行为,逐步引导幼儿学会自我管理。 （ ）

四、**简答题**(本大题共 4 小题,每小题 5 分,共 20 分)

1.简述婴幼儿腹泻的预防措施。

2.简述幼儿溺水的急救处理步骤。

3.简述户外活动的组织要点。

4.简述婴幼儿运动系统的保育要点。

五、**论述题**(本大题共 1 小题,每小题 15 分,共 15 分)

试述托幼机构如何预防传染病暴发。

六、**材料分析题**(本大题共 1 小题,每小题 20 分,共 20 分)

5 岁的丁丁经常便秘,上午活动时经常头晕。下面的一日食谱基本上可以代表丁丁的膳食结构。

丁丁一日食谱表

早餐	白面馒头　白稀饭　泡菜
点心	橙汁　曲奇饼
午餐	大米饭　卤猪肝　蒜蓉黄瓜　冬瓜排骨汤
点心	酸奶
晚餐	猪肉大葱馅饺子

（1）试分析丁丁出现便秘、头晕的原因。

（2）试提出丁丁食谱改进建议。

水平检测八

（总分：100分　考试时间：90分钟）

一、单选题(本大题共10小题，每小题2分，共20分)

1.婴幼儿血液循环较差，血流多集中于(　　　)。

　　A.四肢和头部　　　　B.躯干和内脏　　　　C.躯干和四肢　　　　D.头部和内脏

2.幼儿若营养不良将会极大影响其生长发育，早发现此类患儿的最佳手段是(　　　)。

　　A.指导喂养　　　　　　　　　　B.开展健康教育

　　C.开展疾病预防　　　　　　　　D.开展生长发育监测

3.一患儿病初发热，几天后口腔两侧长斑，后面部出现皮疹，最后手心、脚心出疹，出疹后3~4天疹子消退，体温正常。该病儿可能患(　　　)。

　　A.水痘　　　　　　B.麻疹　　　　　　C.手足口病　　　　D.风疹

4.由医务人员在检查、治疗和预防疾病时或实验室操作过程中造成的传播是(　　　)。

　　A.空气飞沫传播　　　B.虫媒传播　　　C.日常接触传播　　　D.医源性传播

5.以下疾病不属于营养性疾病的是(　　　)。

　　A.缺铁性贫血　　　B.坏血病　　　　C.肥胖病　　　　　D.腹泻

6.下列关于托幼机构预防意外事故发生的措施的表述，正确的是(　　　)。

　　A.带幼儿外出活动时应及时清点人数

　　B.暖瓶、热汤盆等放在幼儿够不到的地方

　　C.定期检修大型玩具

　　D.以上都对

7.主要发生在夏秋季节的幼儿常见传染病有(　　　)。

　　A.流行性脑脊髓膜炎、水痘

　　B.水痘、手足口病

C.流行性乙型脑炎、手足口病

D.流行性脑脊髓膜炎、流行性乙型脑炎

8.下列关于幼儿园一日生活日程安排的表述,错误的是( )。

A.建立良好的常规,避免不必要的管理行为,逐步引导幼儿学习自我管理

B.时间安排应有相对的稳定性与灵活性,既有利于形成秩序,又能满足幼儿合理需要,照顾到个体差异

C.教师要尽量直接指导,幼儿偶尔有自主操作即可,保证幼儿安全

D.尽量减少不必要的集体行为和过渡环节,减少和消除消极等待现象

9.下列关于触电急救的措施的表述,错误的是( )。

A.发现幼儿触电后倒在电线上,应立即用手抓住幼儿脱离电压

B.找到开关,关闭电源,使患儿脱离电压

C.用木棍等非导电物体将患儿与电源接触处分开

D.脱离电源后,应立即检查呼吸心跳,做人工呼吸,同时拨打120

10.某幼儿最近晚上看不清物体,并出现皮肤干燥、粗糙、毛发脱落等症状,可能缺乏( )。

  A.钙   B.维生素 A   C.锌   D.维生素 C

二、名词解释(本大题共 2 小题,每小题 5 分,共 10 分)

1.动力定型:

2.易感者:

三、判断题(本大题共 15 小题,每小题 1 分,共 15 分)

1.溺水者救上岸后的应急措施:迅速清除其口鼻内的淤泥杂草,松解内衣、裤带,倒提幼儿为其控水,检查呼吸心跳并做心肺复苏。 ( )

2.紫外线消毒灯的消毒时间应不少于半小时。 ( )

3.水痘、麻疹病毒属于幼儿园常见传染病,传染性极强,但幼儿若被感染,病愈后则可获得终身免疫。 ( )

4.只要幼儿园做好安全措施管理,就不用购买校方责任险。 ( )

5.若幼儿被宠物咬伤、抓伤,要先用肥皂水、清水、洗涤剂彻底冲洗伤口,再用碘伏或双氧水涂抹伤口,之后立即就医。 ( )

6.《幼儿园工作规程》规定,幼儿每日户外体育活动时间不得少于 2 小时。 ( )

7.5~6 岁男孩子的身高应该能达到 100~105 cm。 ( )

8.若幼儿不慎扭伤,应 24 小时内先冷敷,之后再热敷,同时可以用弹力绷带包扎或把扭伤部位抬高。 ( )

9.幼儿听力正在发育中,因此活动时音频应该要尽量调大,可多放节奏强烈的音乐,让幼儿能听清楚。 ( )

10.幼儿对感兴趣的事物,注意力多比较集中,对其他无关刺激则不易注意,这是大脑的镶嵌式活动原则使然。（　　）

11.膳食中脂肪供给不足,可使体内蛋白质消耗增加,引起营养不良。（　　）

12.与菠菜同食能帮助豆腐中的钙被人体吸收。（　　）

13.按照我国膳食的习惯和营养学的研究,各餐的热量分配建议以早餐30%、午餐35%、午点10%、晚餐25%为佳。（　　）

14.引起食物中毒的细菌在25℃左右的温度下生长繁殖最快。（　　）

15.对1~8岁小儿实施胸外心脏挤压法时,要用手掌根部按压胸骨偏下方,使胸骨下陷约3厘米。（　　）

四、简答题(本大题共4小题,每小题5分,共20分)

1.简述托幼机构膳食计划的内容。

2.简述止鼻血的方法步骤。

3.简述传染病发生和流行的环节。

4.简述婴幼儿呼吸系统的保育措施。

五、论述题(本大题共1小题,每小题15分,共15分)

试述如何促进婴幼儿泌尿系统健康发育。

六、材料分析题(本大题共1小题,每小题20分,共20分)

某幼儿园在定期体检中,发现全园412名幼儿中,有115名幼儿患龋齿。幼儿园针对此情形,专门召开了一次专题家长会,结果只有1/3的幼儿坚持早晚刷牙。2/3以上的家长不知道刷牙的正确方式,同时很多家长认为乳牙反正会脱落,蛀牙没多大关系。

(1)你认同家长的观念吗? 应当如何刷牙?

(2)假如你是主班老师,针对以上情形,该怎么办?

参考文献

[1] 麦少美,高秀欣.学前卫生学[M].2版.上海:复旦大学出版社,2009.

[2] 万钫.幼儿卫生学[M].3版.北京:人民教育出版社,2009.

[3] 万钫.幼儿卫生学同步练习与测评[M].北京:人民教育出版社,2016.

[4] 张徽.幼儿卫生与保健[M].上海:华东师范大学出版社,2014.

[5] 中公教育教师资格考试研究院.保教知识与能力(幼儿园)[M].北京:世界图书出版公司,2019.

[6] 洪秀敏,金芳,刘宏旭.2018国家统考·统编教材·保教知识与能力[M].上海:华东师范大学出版社,2018.

[7] 朱家雄,江乃铭,柔戈.学前儿童卫生学[M].上海:华东师范大学出版社,2015.

[8] 陈辛军.幼儿教育学[M].北京:人民教育出版社,2010.

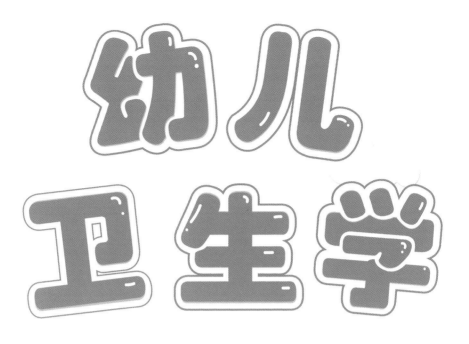

幼儿卫生学

学习指要

◆参考答案◆

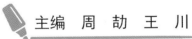

主编 周 劼 王 川

重庆大学出版社

目 录

主观题型答题技巧解析

一、简答题

(一)题型分析

该题型主要考查学生对本学科知识点的识记、再认和回忆的能力。

(二)解题准备

在审题时务必根据题干中的关键词准确认出该题干涉及的是哪一个知识点,避免与其他相似知识点混淆,甚至不知所问。

(三)答题步骤

1.审题,找到题干中的关键词。

2.逐条写出与该知识点相关的内容要点,但对每一要点可以不作阐述;每个要点编号提行书写。

二、论述题

(一)题型分析

该题型主要考查学生对该学科知识之间的因果关系的认知或对学科知识点的理解及实践运用能力。该题型可有两种考查方式:第一种是题干中有论述的依据;第二种是题干中无论述的依据。

(二)解题准备

若题干中既有论述的依据,又有需要解决的问题,则可先回忆论据所涉及的具体知识要点以及相关的卫生保健要点;若题干中没有论据,则需要结合要解决的问题联系已学过的相关知识作为论据。

(三)答题步骤

1.对于题干中明确了论据的可按照以下步骤作答:

(1)写出相应依据的内容要点或核心概念并进行解释;

(2)将题干中提到的依据内容或核心概念,分要点逐一与题干中的所要解决问题的要点进行因果联系分析;

(3)结合幼儿保育实践,举例说明该论点或该理论知识在保育实践中的应用(一般论述题最少举一例)。

2.对于题干中无论据的可按以下步骤作答:

(1)提出论点,在每个论点下进行详细阐述,提供论据,论据要有合理性和有效性;

(2)结合幼儿保育实践,举例说明该论点或该理论知识在保育实践中的应用(一般论述题最少举一例)。

三、材料分析题

(一)题型分析

该题型考查的是学生对学科知识的认知、综合、应用、分析与评价的能力。一般是向学生提供一个案例,然后提出问题,要求学生根据材料中的信息,依据幼儿相应的身心发展特点及卫生保健的要求,作出评价或提出具体的解决方法等。

(二)解题准备

首先审题,然后联系相关知识点。审题是关键。学生需逐字逐句阅读材料,同时画出关键词,特别是与提问相关的词,如人物、时间、地点、事件(发生、过程、结果)、语言表述、评价等。审题后,学生应根据提问和材料,思考所要考查的知识点,回忆相关的保健知识。必要时,可将想到的相关知识点在草稿纸上列出。

(三)答题步骤

1.评价:回答材料中教师或家长的行为恰当、不恰当或不太恰当。

2.分析:结合材料分点解析(知识点+材料解析,由材料中的某一句关键原话引出幼儿的什么身心特点或卫生保健原则等,把和问题有关的提示都分析完整、透彻。

3.总结:对于整个分析用一两句话进行总结。

4.建议:结合教育实践中的问题提出、说明教师或家长应采取的适宜的卫生保健行为。

四、活动设计题

(一)题型分析

该题型考查的是学生对多个学科知识的综合应用及创新能力,是对学生能力的最高层次的要求。一般是给出一个具体保教情景,其中存在需要解决的问题或者教育的契机。

(二)解题准备

首先审题,从给出的教育情景中发现存在的问题或教育的契机;然后分析该问题涉及幼儿的哪些身心特点、可与《3~6岁儿童学习与发展指南》中的具体目标相结合;最后,设想解决问题的多种渠道(主题教育活动、家园联系、区域活动等)。

(三)答题步骤

1.结合情景写出所存在的问题和出现该问题的原因。

2.按题目要求写出解决问题的方案和流程。

绪　论

【夯实基础】

一、单选题

1—5:D　D　B　D　D

二、名词解释

幼儿卫生学:研究婴幼儿生理解剖特点、生长发育规律、营养和身心保健的一门科学,也是幼儿师范学校的一门重要的专业学科。

三、简答题

1.答:(1)幼儿卫生学的内容:①研究婴幼儿生理解剖特点;②研究婴幼儿生长发育规律;③研究婴幼儿营养;④研究婴幼儿身心保健。

(2)幼儿卫生学的主要任务:①研究婴幼儿机体与环境的关系;②探寻影响健康的多种因素,提出相应的卫生要求和措施;③创造良好的环境,促进婴幼儿健康成长,以贯彻国家教育方针和以预防为主的卫生工作方针。

2.答:①掌握开展婴幼儿卫生保健工作的基本知识和技能;②为学习其他相关专业理论奠定基础;③有助于提高婴幼儿的健康水平。

第一章　婴幼儿的身体特点

【夯实基础】

第一节

一、填空题

1.平滑肌　骨骼肌　心肌

2.骨　骨连结　骨骼肌

3.鼻　咽　喉　气管　支气管　肺

4.中耳炎

5.红细胞　血小板　白细胞

6.快　疲劳　动静交替

7.黄豆　不疼　蚕豆　疼

8.六龄齿　4

9.肾脏　输尿管　尿道　无约束　有约束

10.空气　阳光　水

11.固定性差　牵拉肘或肩关节脱臼

12.生长激素

13.15　20　30

14.中枢神经系统　周围神经系统　反射

15.脑　50%

二、单选题

1—5:C　C　D　A　D

6—10:C　D　B　D　D

11—15:C　A　D　D　D

16—20:D　D　D　C　B

21—25：A C A A B

26—30：D C D D D

三、判断题

1—5：√ √ × × ×

6—10：√ √ × × √

11—15：× √ √ √ ×

16—20：× √ √ × ×

四、简答题

1.答：①让孩子多在户外运动，运动和阳光是长骨骼的"营养素"；②教育孩子坐有坐相，站有站相，预防脊柱变形；③勿猛力牵拉孩子的手臂，以防伤着肘关节；④为促进脚弓的形成应进行适度的运动。

2.答：(1)特点：①呼吸频率快；②鼻咽部细菌易侵入中耳；③声带不够坚韧。

(2)保育要点：①多组织户外活动；②教会幼儿擤鼻涕；③保护嗓子。

3.答：①保证充足的营养和阳光；②给予适宜的刺激，促进牙齿生长；③避免牙齿受外伤；④经常漱口和刷牙，保持口腔清洁。

4.答：(1)原因：婴儿的贲门比较松弛，且胃呈水平位，即胃的上口和下口几乎水平，好像水壶放倒了。因此，当婴儿吞咽下空气后，奶就容易随着打嗝流出口外，这就是漾奶。

(2)防止办法：喂完奶后，让婴儿伏在大人的肩头，轻轻拍他的背，让他打个嗝排出咽下的空气，然后再躺下，可以减少漾奶。

5.答：(1)特点：①由"无约束"到"有约束"排尿；②尿道短，易发生上行性感染；③肾脏排泄代谢废物的能力不如成人。

(2)保育要点：①既要训练婴幼儿有控制排尿的能力，但又要使幼儿养成不长时间憋尿的习惯；②注意外阴部的清洁护理；③一般一岁左右就应当穿封裆裤；④饮水量要充足，对输尿管、膀胱、尿道起冲刷作用，可以减少泌尿道感染。

6.答：(1)特点：①皮肤的保护功能差；②皮肤调节体温的功能差；③皮肤的渗透作用强。

(2)保育要点：①养成良好的卫生习惯，保持皮肤清洁；②注意衣着卫生；③加强锻炼；④预防中毒。

7.答：①教育幼儿养成良好用眼习惯，有保护眼睛的意识；②家庭及托幼机构为儿童提供良好的采光条件，以及适合身材的桌椅；③幼儿读物，字体宜大，字迹、图案清晰，教具大小适中，颜色鲜艳，画面清楚；④避免眼外伤；⑤不用手揉眼睛；⑥定期给幼儿测查视力，以便及时发现异常，及时矫治。

8.答：①冬天注意头部保暖，预防耳廓生冻疮；②洗头时，预防污水流入外耳道；③不要用尖锐物给孩子掏耳朵；④教会幼儿擤鼻涕；⑤减少环境噪声。

9.答：①注意用脑卫生；②保持室内空气新鲜；③保证充足的睡眠；④提供合理的膳食。

10.答：①优势原则；②镶嵌式活动原则；③动力定型；④睡眠。

11.答：①培养"性角色意识"；②没有性歧视；③没有性压抑；④自然地回答性问题。

第二节

一、填空题

1.胎儿出生至 28 天 婴儿期

2.春季 秋季

3.形态指标 生理功能指标 身高和体重

4.年龄别身高 年龄别体重 身高别体重

5.卧位身长 立正

二、单选题

1—5:A D D A D

6—10:D D C A D

三、判断题

1—5:√ × × √ ×

四、简答题

1.答:①胎儿期:从妊娠到出生;②新生儿期:从出生到28天;③婴儿期:满月至1周岁;④幼儿前期:1~3岁;⑤学龄前期或幼儿期:3~6岁;⑥学龄期:7~14岁。

2.答:(1)生长发育的不均衡性:①速率不同;②长度比例不同;③各系统的发育不均衡。

(2)生长发育的个体差异性。

3.答:(1)遗传因素。

(2)后天因素:①营养;②体格锻炼;③生活安排;④疾病;⑤其他因素:A.家庭人口,B.季节,C.污染。

【能力提升】

一、单选题

1.B 婴幼儿肌肉的力量和能量的储备都不如成人,所以在组织幼儿户外活动时要适时让幼儿休息,避免过度疲劳。

2.A 长骨骼需要以钙、磷为原料,同时还需要维生素D,营养和阳光是婴幼儿长骨骼所必需的,适当的运动也是骨骼发育的重要条件。

3.B 呼吸系统包括呼吸道和肺,咽、气管是气体进出的通道,没有发声功能;喉不但是气体进出的通道,也是发声器官;肺是气体交换的主要器官,没有发声功能。

4.B 口腔属于消化系统,咽既属于消化系统又属于呼吸系统,气管、肺属于呼吸系统。

5.D 运动量过大,使心跳加快,会减少每次心跳的血液输出量,表现为面色苍白、恶心、呕吐、大汗淋漓,甚至运动以后吃不下饭、睡不着觉。

6.A 免疫是机体的一种生理性保护反应,其主要作用是识别和排出进入人体内的抗原性异物(如病毒、细菌),以维持机体内环境的平衡和稳定。

7.B 角膜位于最外层,透明的;虹膜含有色素,人们所说的黑眼珠指的就是虹膜;巩膜厚,乳白色,坚韧而不透明,是人们所说的白眼珠;视网膜是眼球壁的最内层,能感受光的刺激,形成物像。

8.C 前庭有感受头部位置变化的感受器,前庭过于敏感的人会在身体晃动时,传入冲动引起有关部位过强的反应,导致头晕、恶心、呕吐、出汗等。

9.B 幼儿注意力比较集中,有关的大脑皮质区域处于兴奋状态,说明幼儿对此事物感兴趣,兴趣能促使"优势兴奋"状态的形成。

10.C 变换活动方式和内容,工作区与休息区不断轮换,好比镶嵌在一块板上的许多小灯泡,忽闪忽灭,闪闪发光,这种方式叫"镶嵌式"活动。

11.A 总是按照一定的时间、一定的顺序重复,形成生活的节奏,每到一定时间,大脑就知道某活动该干了,干起来很自然,而且知道下面该干什么,提前作好准备,这种特性叫动力定型。

12.D 溶解、吞噬和消灭病原体的是人体第二道防线,因此选吞噬细胞。

13.B 人体第一、二道防线都属于非特异性免疫,A、C属于第二道防线,D属于第一道防线。

14.C 2~7岁身高计算公式:年龄×5+75(厘米),可得出2岁时身高应为85厘米,3岁时身高应为90厘米,所以每年增高5厘米。

15.B 测体重时1岁以下卧位,1~3岁坐位,3岁以上站位。

二、判断题

1.× 营养和阳光是婴幼儿长骨骼所必需的,另外,适当的运动也是骨骼发育的重要条件。

2.× 经过一晚上的休息,构成脊柱的脊椎骨之间有被加压变短的软骨会恢复原状,因此早上最高,中午次之,晚上最矮。

3.√ 肺扩张,体积变大,肺内气压小于外界大气压,外界气体压入肺内,完成吸气。

4.√ 欧洲气候寒冷,鼻子高挺可以让冷空气在鼻内充分加热。

5.× 婴幼儿肠的蠕动比成人弱,加上各种消化液质量差,所以消化功能相对较差。

6.× 婴幼儿血液中血浆水分较多,凝血物质较少,因此血液凝固较慢。

7.√ 生长表现在大小、重量的增加,是一个量变过程;发育主要是生理功能分化和完善,是一个质变过程,但生长是发育的基础,发育包括生长。

8.√ 出生后有两个突增阶段,第一个是婴儿期,第二个是青春发育期。

9.× 神经系统的发育在胎儿期和出生后的某些年龄段一直是领先的,生殖系统在童年期几乎没什么发展。

10.× 营养好,睡眠足,按时打预防针就足以解决健康问题的观念已经过时,比如体格锻炼也应从婴幼儿时期渐渐成为习惯。

三、论述题

解析:题目中涉及的婴幼儿骨骼生长发育的特点包括:骨骼在生长,婴幼儿骨头好比鲜嫩的柳枝,不良的姿势易导致脊柱变形。根据婴幼儿骨骼的特点不难发现,影响婴幼儿骨骼生长的各种因素主要包括:骨骼生长的营养条件、运动以及婴幼儿坐、立、行姿势易导致脊柱变形。针对这些影响因素,要促进婴幼儿骨骼正常健康生长,需从以下几方面着手:

答:(1)供给含钙丰富的食物。由于婴幼儿在不断地长个子,即骨骼在不断地加长和加粗,所以需要大量的钙、磷。要保证给婴幼儿充足的富含钙的食物,以乳类为最佳。

(2)多让孩子在户外活动,运动和阳光也是长骨骼的"营养素"。阳光中的紫外线照射到皮肤上制造出的维生素D能促进机体对钙、磷的吸收;另外,进行适当的运动能促进新陈代谢,也是骨骼发育的重要条件。

(3)教育孩子坐有坐相,站有站相,预防脊柱变形。婴幼儿骨头硬度小,好比鲜嫩的柳枝,在不良的姿势下易发生弯曲变形;婴幼儿脊柱的生理弯曲未完全定型,不良的体姿可能导致脊柱变形,所以要注意从小培养幼儿正常、良好的姿势。坐着时,不佝着背,不耸肩,身子坐正;站着时,身子正,腿不弯,抬头挺胸,不全身乱扭,正确的体姿可以预防驼背和脊柱侧弯。

(4)为促进脚弓的形成应进行适度的运动。婴幼儿会站、会走以后逐渐出现脚弓,但是脚底的肌肉、韧带还不结实,若运动量不合适,就容易使脚弓塌陷,形成"平脚",即"扁平足"。

四、材料分析题

1.答:(1)该老师的做法不完全恰当。幼儿由于大脑发育不完善引起对排尿的主动控制能力较弱,排尿要经历从"无约束排尿"到"有约束排尿"的过程,幼儿尿床、尿裤子属于正常的生理现象。材料中老师的第一个做法不完全恰当,如果经常提醒,有可能使幼儿紧张,但可以适时提醒幼儿排尿,帮助其减少尿床和尿裤子的次数。老师的第二个做法是完全不恰当的,因为幼儿新陈代谢旺盛,需水量相对比成人多,另外,饮水充足,尿液形成后从上向下流动,对输尿管、膀胱、尿道起着冲刷的作用,可以减少泌尿道感染,所以少给幼儿喝水是不恰当的。教师的第三个做法也是不恰当的,由于幼儿尿床是生理现象,不是行为上的错误,因此更不能用惩罚的方法。

(2)建议:①在日常生活中特别关注尿床幼儿,不歧视,消除幼儿紧张感,若没有尿床时,应及时鼓励、树立克服尿床的信心;②适时提醒幼儿排尿,特别是在活动前、睡眠前;③既要训练幼儿有控制排尿的能力,又要使幼儿养成不长时间憋尿的习惯;④保证幼儿饮水量;⑤与家长沟通找出幼儿尿床是生理性的还是因为精神紧张或者疾病导致的,根据尿床原因帮助幼儿克制尿床、尿裤子。

　　2.答:文中这位母亲所做的是为了开发孩子的右脑。因为神经生理学研究表明,"人有一个头,但有两个脑袋",即左右脑的功能是不同的,以前由于习惯,人们的左脑得到开发,而右脑没有得到开发,实际上开发右脑潜能和协调左右脑对于儿童智力发展有很大作用,文中母亲正是注意到了这一点。这位母亲有意识地安排孩子左手、左脚活动,进行左视野训练,这些都直接训练了大脑右半球;孩子做全身性运动,有利于左右脑的协调发展;辨别相似事物的不同之处,对于孩子细心观察的习惯的养成很有帮助,而细心观察能达到活化右脑的目的;这位母亲在对孩子进行语言教育时注意形象化,教孩子认识"梨"这个字的同时,使其看到、摸到,并尝到梨子,同时会用"黄的""甜的"等词,这样教育很好地协调了左右脑的功能。可以说,正是这位母亲对孩子右脑的开发及左右脑功能的协调,才使孩子成了"小神童"。

【综合检测】

综合检测一

一、单选题

1.D　幼儿卫生学研究对象是0~6岁的婴幼儿。

2.C　婴幼儿胸腔狭窄,肺活量小,但代谢旺盛,机体需氧量多,所以只能以加快呼吸的频率来代偿。

3.C　乳牙一般在6~7个月时萌出,最迟不应晚于1岁。乳牙共20颗,2岁半左右出齐。

4.A　2岁左右,饭后可用清水漱口,到3岁左右就该学着刷牙了。

5.D　儿童脑细胞耗氧量约为全身50%,成人约为20%。

6.A　激素对人体的生长发育有调节作用,而皮肤的功能有保护、感觉、调节体温、排泄、吸收,不包括"调节人体生长发育"。

7.A　优势兴奋的形成与幼儿的兴趣有关。"听而不闻""视而不见"是无关刺激,幼儿不感兴趣。

8.C　生长激素是由内分泌之王脑下垂体分泌的一种激素,它还能分泌其他激素。

9.B　出生后第一年身长增长20~25厘米,体重增加6~7千克。

10.D　握力和背肌力为骨骼肌肉系统指标,肺活量为呼吸系统指标,身高和体重为形态指标。

二、名词解释

1.消化:食物通过消化管道的运动和消化液的作用,被分解为可吸收成分的过程。

2.免疫:人体的一种生理性保护反应,其主要作用是排出和识别进入人体的抗原性异物(如病毒、细菌等),以维持机体内环境的平衡和稳定。

三、判断题

1.×　只有骶曲是出生后就有,其他三道弯随动作发育逐渐形成。

2.√　大肌肉管大动作,比如跑跳;小肌肉管精细动作,比如写字、画画等。

3.×　适宜的运动有助于脚弓的形成,但运动量过度易形成扁平足。

4.×　婴幼儿咽鼓管既短又宽,细菌易侵入中耳。

5.×　具有凝血功能的是血小板而不是白细胞。

6.√　人体气体交换站是肺。

7.√　这样有利于保护婴幼儿的眼睛。

8.√　婴幼儿尿道短,尤其女婴更短。

9.×　非条件反射是生来就具有的本能,是较低级的神经活动,如膝跳反射;而条件反射是后天获得的,它是建立在非条件反射基础上的一种高级神经活动。

10.×　婴幼儿大脑皮质易兴奋,不易抑制,别干什么是一种抑制过程,因此让他别干什么就难了。

11.√　人体中枢神经系统利用碳水化合物作为能源。

12.√ 这是免疫系统的三大生理功能。

13.√ 比如单卵双胎成年后,身高差别小但体重差别大。

14.× 6岁幼儿体重根据公式约为20千克。

15.√ 预防龋齿的方法有保持口腔卫生、加强营养、定期检查、多晒太阳等,但最重要的措施是保持口腔卫生。

四、简答题

1.答:①让孩子多在户外运动,运动和阳光是长骨骼的"营养素";②教育孩子坐有坐相,站有站相,预防脊柱变形;③勿猛力牵拉孩子的手臂,以防伤着肘关节;④为促进脚弓的形成应进行适度的运动。

2.答:①年龄越小,心率越快;②心肌易疲劳;③可触及颈部浅表的淋巴结。

3.答:①脑细胞数目的增长;②容易兴奋,容易疲劳;③需要较长的睡眠时间;④脑细胞的耗氧量大。

4.答:后天因素包括:①营养;②体格锻炼;③生活安排;④疾病;⑤其他因素如家庭人口、季节、污染等。

五、连线题

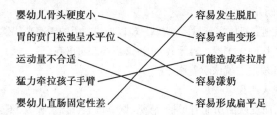

六、材料分析题

解析:本题考查大脑皮层的活动特点、幼儿神经系统的特点与保教行为的关系与要求。

答:(1)该园的做法是十分合理的。

(2)该园对幼儿的主要生活环节进行了很好的安排,这样做意义重大,具体要求如下:

①保护了幼儿神经系统的正常发育。将幼儿一日生活中的主要环节,如睡眠、进餐、活动、如厕等加以合理安排,使儿童养成习惯,到什么时间就知道干什么,轻松愉快,形成动力定型。动力定型建立后,能节省神经细胞的功能消耗,达到"事半功倍"的效果;安排幼儿进行户外活动,避免幼儿总是在室内作业和活动,使大脑皮质的"工作区"与"休息区"轮换,保证劳逸结合,可以预防过度疲劳,从而保护了幼儿发育不够成熟的大脑皮质。

②幼儿需要较长时间的睡眠进行休整,合理安排生活制度,使睡眠时间有了保证。

③幼儿合理的进餐,既可使幼儿获得足够的营养,又能保护功能尚未发育成熟的消化系统。

④对幼儿的睡眠、进餐、活动安排好了,也便于安排幼儿的教育活动,使幼儿更好地获得各种知识、技能,并养成良好的生活和行为习惯。

综合检测二

一、单选题

1.A 婴幼儿骨头硬度小,易发生弯曲,不良姿势易导致脊柱变形。

2.D 幼儿从高处往坚硬的地面跳,会造成组成髋骨的各骨移位,影响正常的愈合,甚至对女孩成年后的生育造成不良影响。

3.B 乳牙一般在6~7个月时萌出。

4.D 肝脏属于消化腺,其分泌的胆汁是消化液。

5.A 心脏属于循环系统的器官,胃属于消化器官,肺属于呼吸器官。

6.D 5岁以前有生理性远视,是婴幼儿眼睛的特点。

7.A 看东西时喜欢歪头偏脸看可能是斜视,看图书过近可能是近视,遇强光瞳孔收缩是一种本能,但放大说明眼睛有问题。

8.C 看见梅林就流唾液,是一种条件反射。

9.A 神经系统发育最早。

10.B 教师应从2岁左右进行如厕能力的培养,从而较快适应集体生活。

二、名词解释

1.器官:不同类型的组织按照一定的次序集合在一起,就构成具有一定形态和功能的器官。

2.发育:人体的生理功能的分化和不断完善,以及体力、智力和心理的发展。

三、判断题

1.× 骨与骨之间的连结叫骨连结,有些骨连接不能活动。

2.× 弹琴、写字都属于精细动作,小肌肉群5岁以后才开始发育。

3.× 应养成用鼻呼吸的习惯。

4.√ 婴幼儿心腔小,需氧量大,所以心跳快,对氧耐受力也差。

5.× 肺动脉流的是静脉血,肺静脉流的是动脉血。

6.√ 婴幼儿皮肤渗透作用强,有刺激性的物质可以通过皮肤吸收。

7.√ 婴幼儿缺碘,甲状腺激素不足会导致呆小症。

8.× 如果是生石灰、浓硫酸等进入眼睛,要先用布擦拭干净后再用水冲洗。

9.√ 张嘴或捂耳可以使鼓膜两侧的压力相等,保证正常的震动。

10.√ 动静交替,劳逸结合,工作区与休息区不断轮换,能维持高效率,体现了大脑皮质镶嵌式活动原则。

11.× 能量主要来自碳水化合物。

12.× 学习和习惯的养成是后天获得的,属于条件反射。

13.√ 对婴幼儿要进行科学的、随机的性教育。

14.√ 年龄越小,需要睡眠时间越长。

15.× 免疫功能正常才对机体有保护作用。

四、简答题

1.答:①骨骼在生长;②婴幼儿骨头好比鲜嫩的柳枝;③不良的姿势易导致脊柱变形。

2.答:①保证充足的营养和阳光;②给予适宜的刺激,促进牙齿生长;③避免牙齿受外伤;④经常漱口和刷牙,保持口腔清洁。

3.答:①呼吸频率快;②鼻咽部细菌易侵入中耳;③声带不够坚韧。

4.答:(1)生长发育的不均衡性:①速率不同;②长度比例不同;③各系统的发育不均衡。

(2)生长发育的个体差异性。

五、论述题

解析:本题主要涉及大脑皮质活动的某些特性以及怎样运用这些规律,注意用脑卫生。

答:大脑皮质活动规律包括:

①优势原则:人们学习和工作的效率与有关的大脑皮质区域是否处于"优势兴奋"状态有关。

②镶嵌活动原则:当人在从事某一项活动时,只有相应区域的大脑皮质在工作(兴奋),与这项活动无关的区域处于休息(抑制)状态。随着工作性质的转换,大脑皮质的工作区与休息区不断轮换,使大脑皮质的神经细胞能有劳有逸,以逸待劳,维持高效率。

③动力定型:当一系列的刺激按照一定的时间、一定的顺序,经多次重复以后,大脑皮层的兴奋和抑制过程在时间和空间的关系就"固定"下来,条件反射的出现越来越恒定和精确。

④睡眠保护性抑制:睡眠是大脑皮质的抑制过程,从事任何活动都需要消耗皮层能量。当皮层的能量消耗到一定限度时,就会自动转为休息状态,以防止能量的进一步损耗。

了解了这些活动规律对开发智力、组织婴幼儿活动时充分利用这些规律注意用脑卫生很有帮助,需注意以下几个方面:

①利用优势原则在教幼儿干什么事或学习什么的时候,要设法引起幼儿的兴趣,集中幼儿的注意力;

②利用镶嵌式活动原则经常变换活动内容、方式,使幼儿不觉疲劳;

③利用动力定型对一日活动各环节妥善安排,养成良好的生活习惯,习惯成自然;

④利用睡眠是大脑皮质抑制过程,保证充足睡眠,活动时间不能太长,以让婴幼儿休息,使体力和精神得到恢复。

六、材料分析题

解析:该题主要考查用三把尺来衡量儿童的生长发育,并根据影响生长发育的因素针对该女童生长发育情况提出合理建议。

答:(1)采用常用评价方法查表得知:

①年龄别体重:根据表1,3岁女童体重的正常范围是11.2~17.9千克,体重10千克偏轻。

②年龄别身高:根据表1,3岁女童身高的正常范围是86.5~101.4厘米,身高90厘米正常。

③身高别体重:根据表2,女孩身高90厘米应有的体重范围是10.7~14.5千克,体重10千克偏瘦。

通过三把尺判断该女童有点营养不良。

(2)我的建议:

①注意营养。同化作用大于异化作用是婴幼儿生长发育的基本保证,养成良好的饮食习惯,不挑食不偏食,平衡的膳食营养丰富能促进生长发育;营养缺乏会影响骨骼发育,致使身材矮小。

②注意适当的体育锻炼,促进消化和吸收,并从婴幼儿时期开始让运动形成一种习惯。

③消化功能不好的婴幼儿要少吃多餐,具有恰当的烹饪方法和喂养方法,如蒸、煮、炖等。

④根据婴幼儿年龄特点,安排好日常生活,培养良好的卫生习惯。

⑤对食欲不佳、长期腹泻等消化系统疾病或寄生虫病的婴幼儿要及时治好并积极预防。

(其他答案合理即可)

【幼儿教师资格证考试真题】

1.D 生长发育的形态指标是指身体及其各部分在形态上可测出的各种量度,如身高、体重、坐高、肩宽、头围等,其中身高和体重是最重要和常用的形态指标。

2.B 擤鼻涕时应让幼儿上身稍微前倾,先用手指压住幼儿的一侧鼻翼,让幼儿稍稍用力向外擤出对侧鼻翼的鼻涕;再用同样的方法擤出另一侧鼻腔内的分泌物。

第二章 婴幼儿营养

【夯实基础】

第一节

一、填空题

1.生命 健康 化学物质

2.蛋白质 碳水化合物 维生素

3.35

4.种类

5.饱和脂肪酸 不饱和脂肪酸

6.脑黄金

7.膳食纤维

8.草酸　不溶性草酸钙

9.血红蛋白　缺铁性贫血

10.甲状腺素　甲状腺素

11.克汀病

12.维生素 A

13.坏血病　多处出血

14.营养素　碳水化合物　氧化(分解)

二、单选题

1—5：A B B C C

6—10：C D B C A

11—15：A B B A A

16—20：A A A B C

21—25：D B D B C

三、判断题

1—5：× √ × √ √

6—10：√ × × √ √

11—15：√ √ × √ ×

16—17：√ ×

四、简答题

1.答：①新生和修补机体组织；②调节生理功能；③免疫机能；④供给热能。

2.答：①供给热能的营养素；②组成人体细胞的主要成分，是构成脑和神经的要素；③减少体热散失的作用；④促进脂溶性维生素 A、D、E、K 的吸收；⑤延迟胃的排空，促进食欲；⑥固定和润滑脏器的作用。

3.答：①主要的热能来源；②构成机体的重要物质之一；③碳水化合物对蛋白质有节约作用；④具有解毒作用；⑤碳水化合物中的膳食纤维，能促进肠道蠕动，促进粪便排泄，为人体不可缺少的物质。

4.答：(1)维生素 A 中毒，常因家长给儿童服用过多的浓缩鱼肝油或维生素 A 制剂所致。①急性中毒表现为食欲减退，烦躁、呕吐，前囟隆起；②慢性中毒表现为：头痛，毛发脱落，体重不增等。

(2)维生素 D 中毒，最早为精神方面的改变，烦躁，睡眠不安，同时食欲减退，继而出现恶心、呕吐、烦躁等，严重时损害心、肾功能。

5.答：(1)维生素 A 的生理功能：①与正常视觉有密切关系；②与上皮细胞正常形成有关；③促进正常的生长发育，提高机体免疫力。

(2)维生素 D 的生理功能：具有抗佝偻病的作用，故又称为抗佝偻病维生素。

6.答：(1)主要是：①构成机体组织；②参与调节体液的渗透压和维持酸碱度；③构成机体某些具有特殊生理功能的重要物质；④是多种酶的活化剂。

(2)儿童时期容易缺乏的无机盐有钙、铁、锌等。

7.答：(1)儿童容易缺乏的维生素有维生素 A、B₁、B₂、C、D 等。

(2)缺乏维生素 A，患夜盲症，俗称雀蒙眼。缺乏维生素 B₁，患脚气病。缺乏维生素 B₂，患口角炎或舌炎。缺乏维生素 C，患坏血病。缺乏维生素 D，患佝偻病。

8.答：①水是人体必需的营养素，喝水是生存的需要、健康的需要；②生水烧开后，温开水很容易透过细胞膜,使细胞得到水分;③白开水不含糖,不含甜味剂,不会因各种"料"进入人体,日积月累,伤肝伤肾,因此白开水是最好的饮料,有益身体健康。

第二节

一、填空题

1.开奶

2.配方奶粉

3.勺

4.母乳

5.初乳

6.羊奶

7.麦乳精 甜炼乳

8.直式 5

9.代授法

10.半流质 固体

11.健康 患病

12.2

二、单选题

1—5:D C C B B

6—10:C D A B C

11—12:D C

三、判断题

1—5:√ × √ × √

6—10:× √ √ √ √

11:×

四、简答题

1.答:①纯母乳喂养;②产后尽早开奶,初乳的营养最好;③尽早抱婴儿到户外活动或补充维生素D;④给新生儿和1~6月龄的婴儿及时补充适量维生素K;⑤不能用纯母乳喂养时,宜首选婴儿配方食品喂养;⑥定期监测生长发育状况。

2.答:①奶类优先,继续母乳喂养;②及时合理添加辅食;③尝试多种多样的食物,膳食少糖,无盐,不加调味品;④婴儿自己进食,培养良好的进食行为;⑤定期监测生长发育状况;⑥注意饮食卫生。

3.答:①在牛奶中加糖;②煮沸;③鲜牛奶缺乏维生素A,煮沸时,维生素C被破坏,除喂奶以外,需添加鱼肝油、果汁、菜汁等,补充维生素A和维生素C。

4.答:①哺乳次数和间隔同母乳喂养;②奶瓶以直式为宜;③每次喂哺前试一下乳汁温度;④喂奶时,让乳汁充满橡皮奶头,以免吸入空气;⑤奶瓶、奶头等食具,每次用完煮沸消毒,橡皮奶头放入沸水再煮5分钟。

5.答:①补充乳类的不足;②增加营养,以促进生长发育;③为断奶作准备。

6.答:①加辅食的量由少到多;②食物由稀到稠;③食物从细到粗;④增加食物的品种,要习惯了一种再加另一种;⑤新的辅食,要在婴儿健康、消化功能正常时添加,患病时不要添加新品种。

第三节

一、填空题

1.2007

2.切碎 消化

3.定时　定量

4.1~2 小时

5.清淡　饮料

6.品种　吸收

7.外形　味　浓

8.中毒

9.洗手　漱口　生水

10.大　东挑西拣

二、单选题

1—5:B　B　C　B　D

6—9:D　D　C　D

三、判断题

1—5:×　√　√　√　√

6—10:×　√　×　√　√

四、简答题

1.答:①继续给予母乳喂养或其他乳制品,逐步过渡到食物多样化;②选择营养丰富,易消化的食物;③采用适宜的烹调方式,单独加工制作膳食;④在良好环境下规律进餐,重视良好饮食习惯的培养;⑤鼓励幼儿多做户外游戏与活动,合理安排零食,避免肥胖或过瘦;⑥每天足量饮水,少喝含糖高的饮料;⑦定期检测生长发育状况;⑧确保饮食卫生,严格餐具消毒。

2.答:①食物多样,谷类为主;②多吃新鲜蔬菜和水果;③经常吃适量的鱼、禽、蛋、瘦肉;④每天饮奶,常吃大豆及其制品;⑤膳食清淡少盐,正确选择零食,少喝含糖高的饮料;⑥食量与体育活动要平衡,保证正常体重增长;⑦不挑食、不偏食,培养良好饮食习惯;⑧吃清洁卫生、未变质的食物。

3.答:①符合幼儿营养需要;②适合幼儿消化能力;③食物能促进食欲;④讲究卫生。

4.答:①粗细粮搭配;②米面搭配;③荤素搭配;④谷类与豆类搭配;⑤蔬菜五色搭配;⑥干稀搭配。

5.答:①按时定位进食,食前有准备;②饮食定量,控制零食;③不偏食;④注意饮食卫生和就餐礼貌。

【能力提升】

一、单选题

1.C　蛋白质的营养价值,视所含的氨基酸种类及相互比例及符合人体需要而定。

2.D　小儿在生长发育时期,应需要 9 种必需氨基酸。

3.A　植物蛋白大都营养价值较低,所需的氨基酸种类不齐全,赖氨酸是人体必需氨基酸之一,谷类中的赖氨酸含量甚低。

4.C　三大产热营养素提供的热能比例,脂肪占 35%,碳水化合物占 50%,蛋白质占 12%~15%。

5.A　不饱和脂肪酸在体内可以变成 DHA,DHA 俗称"脑黄金",对视网膜及大脑神经有促进作用。

6.B　动物脂肪如猪油、肥肉含饱和脂肪酸多,只有鱼类脂肪除外,含不饱和脂肪酸多。

7.C　碳水化合物的生理功能之一是具有解毒作用,体内肝糖元储量丰富,可增强机体对某些细菌毒素的抵抗力。

8.A　血浆中的钙离子明显下降,神经肌肉兴奋强,容易引起手足搐搦症。

9.D　果胶类物质属于膳食纤维,不被人体吸收,麦芽糖、蔗糖属于双糖,要水解为单糖才能被人体吸收,蜂蜜含丰富单糖(葡萄糖、单糖),能被人体吸收)。

10.C　谷类、根茎类(包含马铃薯、山药等物)是碳水化合物主要食物来源。

11.D 维生素 C 缺乏症,又称坏血病,是以多处出血为特征的疾病。

12.C 利于铁吸收的维生素 C 可将三价铁还原成二价铁。

13.C 钙的主要生理功能是构成骨骼和牙齿,人体中的钙 99% 存在于骨骼和牙齿中。

14.D 维生素 D 是促进钙吸收的主要因素。

15.C 锌的生理功能是人体必需的微量元素之一,锌在体内分布广泛,几乎所有的器官都含锌。

16.A 维生素 A 一类来自动物性食品,另一类来自植物性食物中的胡萝卜素。

17.C 居住在山区的人们会因水土缺碘而患上地方性甲状腺肿,俗称大脖子病。

18.C 维生素 D 具有抗佝偻病的作用,故又称为抗佝偻病维生素。

19.D 儿童基础代谢率比成人高出 10% ~ 15%,约为总热能的 50%。

20.D 培养幼儿良好的饮食习惯,应做到不偏食,不挑食,不端着饭碗边玩边吃,细嚼慢咽,专心吃饭。

21.B 六大营养素中,蛋白质、脂类和碳水化合物均可在体内产生热能,故称为三大产热营养素。

22.C 碳水化合物是各种不同类型糖的总称,幼儿膳食中碳水化合物占总热能的 50%。

23.B 脂肪具有的生理功能是供给热能的营养素,使周围的脂肪垫具有固定和润滑脏器的作用。

24.A 维生素 A 的主要功能是合成视紫红质,以维持暗光下的视觉。由于缺乏维生素 A,尽管有些人白天视力好,但到了傍晚或光线暗的地方就看不清了,这就是夜盲症。

25.D 根据维生素的溶解性质,分为脂溶性与水溶性两大类,维生素 A 属于脂溶性维生素。

二、判断题

1.× 儿童需要的蛋白质相对成人要多,但饮食中蛋白质过多会导致便秘及食欲减退,还会增加肾脏的负担,因此并非蛋白质越多越好。

2.× 含不饱和脂肪酸多的油脂营养价值高,植物油含不饱和脂肪酸多,但植物油中的椰子油所含饱和脂肪酸高达 92%。并非所有植物油营养价值都高。

3.× 人体需要利用氨基酸合成自身的物质,凡在体内可以合成的氨基酸称为"非必需氨基酸"。

4.× 小儿在生长发育时期需要 9 种靠食物提供的"必需氨基酸"。

5.× 植物蛋白质大多营养价值低,但大豆蛋白质所含氨基酸丰富,属于优质蛋白质。

6.√ 母乳中维生素 K 含量低。

7.√ 初乳中含有丰富的营养和免疫活性物质。

8.× 母乳是最好的食物和饮料,但喂养不宜超过 2 岁,根据《1~3 岁幼儿喂养指南》,每天应提供幼儿配方奶粉或乳制品,过渡到食物应多样化。

9.√ 婴儿的味觉比较敏锐,若从小就使用调味品,容易养成重口味的习惯,不利于健康。

10.× 对于 7~8 月龄的婴儿,应允许自己用手握或抓食物,10~12 月龄婴儿鼓励其用勺进食。

11.× 人工喂养婴儿可以选择配方奶粉,但甜炼乳使用前需加水稀释,稀释后蛋白会含量低,不适宜做代乳品。

12.√ 只有这样才能防止因添加辅食不当而引起的消化不良现象。

13.× 7~9 月龄的婴儿添加的辅食是烂面、肉末等半固体食物;挂面、碎肉等固体食物,适合 10~12 月龄的婴儿。

14.× 婴儿最好的代乳品是配方奶粉,配方奶粉是将牛奶成分改变而成,其成分接近人奶。

15.× 深色蔬菜如绿色、红色、黄色的蔬菜所含的胡萝卜素丰富,优于浅色的蔬菜。

16.× 孩子多吃零食,会影响正常进食,时间长了会引起营养不良,导致体质虚弱,容易生病。

17.× 三大产热营养素中脂肪供给热能占总热能的 35%,碳水化合物占 50%,蛋白质占 12% ~ 15%,因此碳水化合物是主要提供热能的营养素。

18.× 营养素分为产热营养素和非产热营养素,其中水、矿物质、维生素为非产热营养素,不能为机体提供热量。

19.× 动物蛋白质为优质蛋白质,但植物蛋白质中的大豆含氨基酸很丰富,也属于优质蛋白质。

20.√ 食盐中含有一定量的碘化钾。

三、论述题

解析:本题涉及在不同母乳情况下的婴儿喂养的三种方式以及母乳喂养对于婴儿和母亲的身心益处。

答:(1)婴儿喂养的三种方式如下:①纯母乳喂养。以母乳喂养为主要食物的叫母乳喂养。②人工喂养。由于各种原因,母亲不能喂哺婴儿而采用代乳品(配方奶粉、牛奶、羊奶、豆制代乳粉)喂哺婴儿,叫人工喂养。③混合喂养。因母奶不足或母亲不能按时给婴儿喂奶,需要添加配方奶粉或其他乳品,叫混合喂养。

(2)从三种喂养方式的定义不难看出,在母乳喂养不得已的情况下,再采取人工喂养和混合喂养的方式,所以在母乳充足的情况下宜首选母乳喂养,其优势在于:①出生头4~6个月,母乳是最好的食物和饮料。A.母乳是最理想的营养品。B.母乳中所含水分可满足婴儿的需要。喂母乳解饥还能解渴。②母乳喂养可使婴儿少得病:A.母乳含有抗体,可增强婴儿的抗病能力。B.健康的母亲所分泌的乳汁,干净无菌,且喂哺简便,不会受环境中病菌的污染。C.母乳喂养的婴儿不易患过敏性疾病,如婴儿湿疹。③母乳的成分有利于脑的发育。④母乳喂养可以给婴儿更多的母爱。⑤哺婴,对母亲也有益:A.促进母亲子宫的收缩,利于产后子宫复原,减少产后出血。B.日后患乳腺癌的概率比未哺乳的母亲低。C.享受到只有母亲才能享受到的天伦之乐。D.利于产后体型的恢复。

四、材料分析题

解析:本题主要考查3~6岁儿童膳食指南中食物要多样化,以谷类为主及幼儿膳食巧搭配的相关知识。

答:(1)只有鸡蛋和牛奶这样的早餐营养是不全面的,奶、蛋的主要成分是蛋白质,如果幼儿长期只吃牛奶和鸡蛋,不吃主食,碳水化合物供给不足,可使体内蛋白质的消耗增加,孩子的体重减轻,会造成孩子营养不良,容易出现低血糖的症状。

(2)如果我是孩子的家长,我给孩子准备的早餐应该既有足量的主食(面食、包子、馒头、花卷、粥等),又有丰富的补充蛋白质食物(牛奶、鸡蛋、花生浆等)。早餐所提供的热能要占全日总热量的30%左右,还应根据幼儿膳食搭配方法注意:粗细搭配、荤素搭配、米面搭配、谷类与豆类搭配、干稀搭配;适合婴儿的消化能力,促进幼儿的食欲,尽量使食物的外形美,色诱人,味可口,香气浓,促进幼儿的食欲,满足幼儿营养的需求。

【综合检测】

综合检测一

一、单选题

1.C 六大营养素中,蛋白质、脂类和碳水化合物为三大产热营养素,矿物质、维生素、水为非产热营养素。

2.C 合理安排幼儿膳食,动物性和豆类蛋白质的总量应占所需蛋白质总量的50%左右为宜。

3.B 铁的生理功能是合成血红蛋白的重要原料,参与氧的转运交换和组织呼吸过程。

4.D 缺碘最严重的受害者是儿童,严重的碘缺乏症是克汀病,也称呆小症。

5.D 维生素的溶解性质分为脂溶性与水溶性两大类,维生素D属于脂溶性维生素。

6.C 缺乏维生素D导致佝偻病,又称软骨病,缺乏维生素A导致夜盲症。

7.B 维生素B_1缺乏症又称脚气病。

8.C 膳食中,含维生素 C 丰富的是蔬菜与水果。

9.D 蛋白质具有免疫机能。

10.C 阳光紫外线的照射使皮肤中的 7-脱氢胆固醇可变成维生素 D,这是人体获取维生素 D 的主要来源。

二、名词解释

1.营养素:食物中所含的、能够维持生命和健康,并促进机体生长发育的化学物质。

2.热能:热能并非营养素,而是由食物所供给的产热营养素(碳水化合物、脂肪、蛋白质)在代谢过程中氧化所释放出来的能量。

三、判断题

1.× 蛋白质是供给热能的来源之一,但不是提供热能的主要来源,碳水化合物才是主要的热能来源。

2.× 蛋氨酸和色胺酸是由食物提供的,是小儿在生长发育时期所需要的必需氨基酸。

3.√ 能被人体消化吸收的多糖有淀粉、糊精等;不能被人体消化吸收的多糖有纤维素、果胶类物质等。

4.× 不饱和脂肪酸在动物脂肪中含量比植物油低,在植物油中所含不饱和脂肪酸比动物脂肪高。

5.× 钙的主要生理功能是构成骨骼和牙齿,缺钙会影响骨骼和牙齿的生长发育,严重时引起佝偻病。

6.× 人体内 99% 的钙存于骨骼和牙齿中,骨骼和牙齿以外的钙仅占 1%。

7.× 维生素 C 能促进胶原合成,伤口愈合,具有止血的功能,维生素 D 能促进钙的吸收。

8.× 维生素是维持人体正常生理活动所必需的营养素,它们不能在人体内合成,需要靠食物摄取。

9.× 维生素 A 主要来源于动物性食品和植物性食物中的胡萝卜素,维生素 C 主要来源于新鲜的蔬菜和水果。

10.× 食物中长期缺乏维生素 B1 会引起脚气病,坏血病是缺乏维生素 C 所致。

11.× 人体皮肤中的 7-脱氢胆固醇在阳光作用的照射下转化成维生素 D,维生素 C 主要来源于新鲜的蔬菜与水果。

12.× 儿童生长发育十分旺盛,骨骼及器官的增大,功能的成熟,均需增加热能消耗,生长发育所需的热能与儿童生长速度成正比。

13.× 水是人体必需的营养,白开水不含糖,不含甜味剂,不会因为各种"料"进入人体,伤肝伤肾,饮料代替白开水不可取,因此幼儿最理想的饮料是白开水。

14.× 中国营养学会妇幼分会于 2007 年颁布了《0～12 月龄婴儿喂养指南》和《1～6 岁幼儿喂养指南》。

15.√ 母乳含有抗体,可增强婴儿的抗病能力。

四、简答题

1.答:①构成细胞的必要成分;②物质代谢不可少的溶液媒介;③调节体温;④各种物质吸收运输及排泄的载体;⑤润滑作用。

2.答:①基础代谢所需;②生长发育所需;③活动所需;④食物特殊动力作用所需;⑤排泄物中丢失的热能。

3.答:①加辅食的量由少到多;②食物由稀到稠;③食物从细到粗;④增加食物的品种,要习惯了一种再加另一种;⑤新的辅食,要在婴儿健康、消化功能正常时添加,患病时不要添加新品种。

4.答:①按时定位进食,食前有准备;②饮食定量,控制零食;③不偏食;④注意饮食卫生和就餐礼貌。

五、连线题

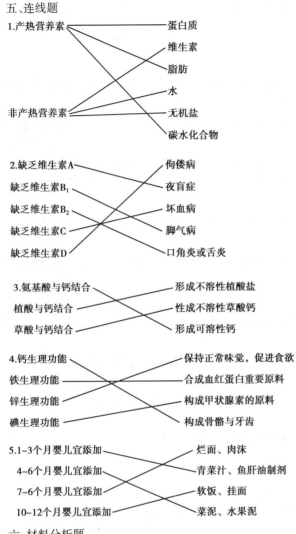

六、材料分析题

解析:本题主要考查的是《1～3岁幼儿喂养指南》及良好饮食习惯的培养。

答:(1)晓娟的做法既有恰当的地方,也有不恰当的地方,具体如下:

①恰当的地方在于:孩子断奶之后,晓娟每天继续为孩子提供幼儿配方奶粉,还增加辅食,这是符合《1～3岁幼儿喂养指南》要求的。

②不恰当的地方在于:A.晓娟母乳喂养孩子到2岁半,根据母乳喂养要求,时间不宜超过两岁。B.辅食没有选择营养丰富、易消化的食物,硬壳果类花生易误吸入气管,油炸食品不易消化,甜饮料容易腐蚀牙齿,不利于牙齿的健康成长。C.孩子入睡前吃零食,会影响幼儿的食欲,导致营养不良或过剩,不利于幼儿良好饮食习惯的养成。

(2)如果我是晓娟,我会注意以下几个方面:

①孩子满2岁就停止喂母乳,每天继续供应配方奶粉或其他乳制品,同时增加细、软、烂的食物。

②选择营养丰富、易消化的食物,补充优质蛋白质,可适当多选鱼类,鱼类脂肪有利于神经系统的发育。

③口味清淡为好,不吃辛辣刺激性食物。

④晚饭后可加适度的零食,睡前不吃甜食。

⑤每天孩子喝足量的水,少喝甜饮料。

综合检测二

一、单选题

1.A 蛋白质、脂类和碳水化合物均可在体内产生热能,供机体的能量所需,又称为三大产热营养素。

2.B 亮氨酸、色氨酸、赖氨酸是小儿在生长时期所需要的9种必需氨基酸。谷氨酸属于非必需氨基酸。

3.A 碳水化合物的种类有单糖、双糖和多糖三种、葡萄糖、果糖、半乳糖能被人体吸收的为单糖。

4.B 谷类与豆类的外皮中含有植酸,不利于钙的吸收,植酸与钙形成不溶性植酸盐,使钙的吸收率降低。

5.A 维生素 A 与正常视觉有密切的关系,视杆细胞接受弱光刺激,其中的感光物质就叫视紫红质。

6.A 维生素 B_1 又称硫胺素,硫胺素的名字根据化学性质而来,因缺乏硫胺素会导致脚气病,又称抗脚气病因子。

7.B 谷类包括米和面,豆类包括黄豆、绿豆等,谷类中的赖氨酸较少,而豆类中较多,谷类中的蛋氨酸较多,豆类中较少,单吃哪一样,它们的蛋白质都不是很好吸收,但是两者一搭配,就能起到"互补作用",大大提高蛋白质的吸收。

8.B 母乳中维生素 K 含量低,喂养需补充维生素 K,羊奶含维生素 B_{12} 和叶酸少,喂养应补充 B_{12} 和叶酸。

9.D 麦乳精主要成分为炼乳、蔗糖、麦芽糖及可可粉,含糖高达 60%～70%,蛋白质含量仅有 7/100 克左右,不能做代乳品。

10.A 粗细粮搭配、米面搭配、干稀搭配属于膳食搭配的方法。

二、名词解释

1.蛋白质的互补作用:将几种营养价值较低的植物蛋白质,混合后使用,使混合物所含氨基酸的种类和数量得以取长补短,更符合人体需要,称为蛋白质的互补作用。

2.基础代谢:人体在清醒安静、空腹情况下,于 18～25 ℃环境中,维持生命基本活动所需的最低热能量。

三、判断题

1.× 谷类中的米、麦植物蛋白质缺少赖氨酸,所含必需氨基酸种类不齐,营养价值较低,只有大豆蛋白质,氨基酸很丰富,属于优质蛋白质。

2.× 脂类由中性脂肪和类脂质两部分组成,蛋白质是由多种氨基酸组成的。

3.× 100 克猪瘦肉含胆固醇 79 毫克,100 克动物内脏如猪肾含胆固醇 354 毫克,100 克动物脑如猪脑含胆固醇 2 571 毫克,因此营养素中含胆固醇丰富的食物是动物脑。

4.× 能增强肝糖元的储存量,加强肝脏的解毒作用是碳水化合物具有的生理功能。

5.× 人体只能吸收单糖,双糖和多糖必须在人体酶的作用下,转化为单糖才能被吸收。

6.× 山区的人们缺碘会患上地方性甲状腺肿,严重碘缺乏症是克汀病,长期吃海带、紫菜、海鱼等含碘食物能预防克汀病。

7.× 维生素属于非产热营养素,其主要生理功能是在物质代谢中起作用,无机盐构成机体组织和起着调节作用。

8.× 钙主要生理功能是构成骨骼和牙齿,锌能促进伤口愈合,防止味觉丧失。

9.×　铁是人体内含量最多的微量元素。

10.×　维生素 B_2 又名核黄素,幼儿缺乏核黄素引起舌炎或口角炎。

11.×　谷类食物是膳食 B 族维生素,一般不含维生素 C,但是谷类经过发芽以后,也会产生一定量的维生素 C。

12.×　维生素 C 能促进类固醇的代谢;是一种自由基的清除剂,能延缓衰老,预防癌症。

13.√　儿童活动时需要消耗能量,活动时间越长,动作越不熟练,则消耗的能量就越多。

14.×　在儿童热能消耗中,好哭多动的孩子比同龄安静少哭孩子热量消耗高出 2~3 倍。

15.×　自然界唯一营养最全面的婴儿最佳食物是母乳,母乳化奶粉指的是配方奶粉,配方奶粉不如母乳喂养优越。

四、简答题

1.答:①新生和修补机体组织;②调节生理功能;③免疫机能;④供给热能。

2.答:①符合幼儿营养需要;②适合幼儿消化能力;③食物能促进食欲;④讲究卫生。

3.答:①粗细粮搭配;②米面搭配;③荤素搭配;④谷类与豆类搭配;⑤蔬菜五色搭配;⑥干稀搭配。

4.答:①出生头 4~6 个月,母乳是最好的食物和饮料;②母乳喂养可使婴儿少得病;③母乳的成分有利于脑的发育;④母乳喂养可以给婴儿更多的母爱;⑤哺婴,对母亲也有益。

五、论述题

解析:本题主要涉及人体所需营养素及幼儿合理的膳食制度等相关知识。人体所需的营养成分主要来自膳食,食物中含有蛋白质、碳水化合物、脂肪、维生素、矿物质、水六类营养素。它们在人体内起着修补组织、产生热量和调节生理功能的作用。每一种营养成分在人体内都有不同的作用,不合理搭配,食物中含有丰富的钙也难以吸收,因此结合幼儿每日食物中所含的蛋白质、碳水化合物、脂肪所产生的热能应占总热能的 12%~15%、50%、35%,动物蛋白和豆类蛋白占总蛋白质的 50%。合理搭配幼儿的膳食,应做到以下几点:

(1)根据幼儿的消化特点制订进餐时间、次数,各餐热量分配,每日可安排三餐两点,每餐间隔时间 3.5~4 小时。

(2)食物多样化,烹调方式适合幼儿的消化能力和进食心理,在色、形、味上激发幼儿食欲。

(3)饮食随季节发生变化,冬季可适当增加脂肪的量,夏季选清淡的食物。

(4)要有合理的饮食习惯,不挑食,不偏食,合理安排零食时间。培养良好进餐习惯。

六、材料分析题

解析:本题主要考查幼儿膳食与生长发育的关系以及良好饮食习惯的培养。

答:(1)家长的做法不正确,零食不断,以致胃里经常有食物,半饥半饱,吃饭时没有食欲,得不到充足的营养。挑食、偏食,不吃青菜,不喝牛奶,以致食物单调,影响正常生长发育。

(2)建议从小培养良好的饮食习惯,做到以下几点:

①按时进餐,食前有准备。A.根据幼儿的消化特点,3~6 岁幼儿每天以三餐两点制为宜,每餐间隔时间为 4 小时左右。B.提供安静、舒适的进餐环境,禁止进餐时斥责、体罚幼儿。C.每顿饭应有大致的时间限制,既要求幼儿细嚼慢咽,又不要拖得太久,应该专心吃饭。不随意端着饭碗边玩边吃。

②饮食定量,控制零食。A.除了三顿饭、1~2 次点心之外,要控制零食,使幼儿养成吃好三餐的好习惯。B.教育幼儿不要贪食,以免消化不良。

③不偏食。

④注意饮食卫生和就餐礼貌。A.进餐时还要注意培养幼儿良好的饮食习惯,如饭前洗手,饭后漱口,细嚼慢咽,不喝生水,不捡掉在桌上或地下的东西吃,使用自己的水杯、餐具等。B.进餐时不喧闹,正确使用餐具,咀嚼、喝汤时不应发出大的声响,夹菜不可东挑西拣,不糟蹋饭菜等。不独占好吃,懂得

谦让。

C 缺碘引起呆小症,缺维生素 C 患坏血病,缺铁性贫血引起食欲不振,少数有异食癖,缺维生素 D 易患佝偻病。

第三章 婴幼儿身心保健

【夯实基础】

第一节

一、填空题

1.39 38

2.肺炎

3.物理

4.D 骨骼

5.X

6.细菌

7.3

8.立体

9.斜视

10.400 120

11.饮食缺铁

12.短 水平位 中耳炎

13.D

14.佝偻 麻疹

二、单选题

1—5:C B C B A

6—10:B B D C D

11—15:B B D C C

16—20:D A C C D

三、判断题

1—5:√ √ × √ ×

6—10:√ × √ √ √

11—15:× × √ √ √

16—20:√ × √ × √

四、简答题

1.答:①高热时服退热药或用物理降温法降温,使体温降至38 ℃左右;②发热时卧床休息,多喝开水,饮食富于营养、清淡易消化。

2.答:①增强体质,提高对环境冷热变化的适应能力;②季节变换之时,应注意小儿的冷热,随时增减衣物,有汗及时揩干;③保持幼儿活动室、卧室空气新鲜;④合理安排幼儿的一日生活,提供平衡的膳食;⑤冬春季,少去人多的公共场所;⑥教会幼儿洗手的方法,应勤洗手。

3.答:①发热、咳嗽、气喘,重者面色发灰、鼻翼扇动、呼吸困难、精神差;②新生儿吃奶发呛,嘴吐泡沫,口周围发青。

4.答:①保持室内空气新鲜,温湿度适宜;②吃有营养好消化的流食、半流食;③常变换卧床姿势,有利于炎症消散。

5.答:①腹部保暖,排便后用温水洗净臀部;②按医嘱服药,早治、治彻底。

6.答:①提倡合理喂养;②注意饮食卫生;③隔离消毒。

7.答:①紫外线照射不足;②生长过快;③长期腹泻;④人工喂养时牛奶中钙、磷的比例不适当,人体吸收较差。

8.答:①多在户外活动,接受阳光中紫外线的照射;②提倡母乳喂养,及时添加蛋黄、肝等辅食,从中获得一部分维生素D;③小儿出生后两周可开始服鱼肝油。

9.答:①多食、少动;②遗传因素;③内分泌失调;④精神因素。

10.答:①饮食管理;②增加运动量;③因内分泌功能失调所致的肥胖,针对病因治疗;④因精神因素、心理异常所致的肥胖,进行心理治疗。

11.答:①注意口腔卫生;②合理营养,多晒太阳;③预防牙齿排列不齐。

12.答:①斜视;②屈光不正或屈光参差;③形觉剥夺;④先天性弱视。

13.答:①预防上呼吸道感染和急性传染病;②教会幼儿用正确的方法擤鼻涕,擤鼻要轻,一侧擤完再擤另一侧;③取座位哺乳,避免呛奶。

14.答:①保持皮肤清洁,勤洗澡,勤换洗衣服;②对病人进行隔离与治疗。

15.答:①粪便无害化处理消灭蛔虫卵;②教育儿童讲究饮食卫生和个人卫生,防止感染;③经诊断为蛔虫病,服驱虫药驱蛔。

第二节

一、填空题

1.病原体 人与动物

2.有传染性

3.传播途径 易感者

4.病原体

5.传播途径

6.易感者

7.血液传播 母婴传播

8.持久

9.细菌 结核杆菌

10.抗体 免疫力

11.抗原

12.6个月

13.病毒 飞沫

14.中枢神经

二、单选题

1—5:A C A C A

6—10:B D C C C

11—15:B C B B B

16—20:A B A C C

三、判断题

1—5:× × × √ √

21

6—10：× × √ × √

11—15：× × × √ ×

16—20：√ √ × × √

四、简答题

1.答：①有病原体；②有传染性；③有免疫性。

2.答：①传染源；②传播途径；③易感者。

3.答：①传染病患者；②病原携带者；③受感染的动物。

4.答：①空气飞沫传播；②饮食传播；③虫媒传播；④日常生活接触传播；⑤医源性传播；⑥母婴传播。

5.答：①水痘；②麻疹；③风疹；④流行性腮腺炎；⑤猩红热；⑥流行性脑脊髓膜炎。

6.答：①空气飞沫传播；②虫媒传播；③饮食传播；④血液和母婴传播；⑤饮食传播。

7.答：①保持室内空气新鲜湿润，室温稳定；②常洗脸，多喝开水清洁口腔；③饮食宜富于营养而好消化；④注意发现并发症。

8.答：①接种疫苗；②2岁以下或有慢性病的小儿，接触麻疹病人后，可进行人工被动免疫；③病人停留过的房间，开窗通风3小时；④接触者检疫。

9.答：①食后漱口，保持口腔清洁；②饮食以流质、软食为宜，避免吃酸、辣的食物；③可采用中草药治疗，如板蓝根冲剂等。

10.答：①接种百白破混合制剂；②早发现、早隔离病人；③接触者检疫。

11.答：①需用抗菌素彻底治疗，以免咽部长期带菌；②卧床休息；③病后2~3周检查尿。

12.答：①接种流行性脑脊髓膜炎菌苗；②室内经常开窗通风，保持空气新鲜；③接触者检疫。

13.答：①防止病从口入，讲究饮食卫生、个人卫生；②做好日常的消毒工作；③预防接种按严格的消毒要求操作；④工作人员、托幼机构定期进行健康检查；⑤早发现、早隔离病人。

14.答：①早期发现、隔离及治疗病人和带菌者；②加强卫生；③服马齿苋煎剂。

15.答：①流行前1~2月接种乙脑疫苗；②搞好环境卫生，消灭蚊虫孳生地。

第三节

一、填空题

1.35　体温

2.腋窝　5

3.后　上

4.仰　鼻孔

5.前额　5~10

6.供血

7.发热抽风　不发热抽风

8.癫痫

9.牵拉肘

10.肺

11.滚　俯

12.4

13.80

二、单选题

1—5：B　B　D　C　B

6—10:B D C C B

11—15:D D D A D

16—20:C A C B B

三、判断题

1—5:√ √ √ √ ×

6—10:× √ × √ √

11—15:√ √ × × √

16—20:√ × × √ ×

四、简答题

1.答：①测体温前，先看体温计的水银线是否在 35 ℃ 以下；②如超过 35 ℃，用一只手捏住没有水银球的那一头，向下向外轻轻甩几下，使水银线降到"35"刻度以下；③擦去孩子腋窝下的汗；④把体温表的水银端放在孩子腋窝中间；⑤让孩子屈臂，本人扶着他的胳膊以夹紧体温表；⑥测 5 分钟后取出。

2.答：①洗手；②核对药名；③擦干净孩子的眼部分泌物；④让孩子头向后仰，眼向上看；⑤用左手食指、拇指轻轻分开小儿上下眼皮；⑥右手拿滴药瓶，将药液滴在下眼皮内，每次 1~2 滴；⑦让孩子轻轻闭上眼睛；⑧用拇指、食指轻提上眼皮，让孩子转动眼球，使药液均匀分布眼内。

3.答：①让孩子仰卧，肩下垫上枕头，使头后仰，鼻孔向上；②右手持药瓶，在距鼻孔 2~3 厘米处将药液滴入鼻孔，每侧 2~3 滴；③轻轻按压鼻翼，使药液均匀接触鼻腔黏膜，并进入鼻道；④滴药后保持原姿势 3~5 分钟。

4.答：①让孩子侧卧，使患耳向上；②用棉花棍擦净外耳道的脓液；③左手牵拉耳壳，使外耳道变直；④右手持药瓶将药水从耳道后壁滴入 2~3 滴；⑤轻轻压揉耳屏，使药液充分进入耳道深处；⑥滴药后保持原姿势 5~10 分钟。

5.答：①把毛巾折叠数层，放在冷水中浸湿，拧成半干不滴水；②敷在前额或腋窝、肘窝、腘窝、腹股沟等处，每 5~10 分钟换一次。（若冷敷时孩子发生寒战、面色发灰，应停止冷敷。）

6.答：①安慰孩子不要紧张，安静坐着；②头略低，张口呼吸；③捏住鼻翼，一般压迫 10 分钟可止血；④前额、鼻部用湿毛巾冷敷；⑤出血较多时，可将脱脂棉卷塞入鼻腔止血；⑥止血后，2~3 小时内不要做剧烈运动；⑦若经上述处理，鼻出血仍不止，立即去医院处理。

7.答：①让病儿平卧，松开衣领、腰带，头部可略放低，脚略抬高；②病儿清醒后，可喝一些含糖的热饮料。

8.答：不发热惊厥的急救措施：

①让病儿侧卧，松开衣扣、裤带；②保护病儿不要从床上摔下，但不要紧搂着、按着病儿；③用毛巾拧成麻花状放在上下牙之间，以免咬破舌头；④随时擦去痰涕；⑤可针灸或重压人中穴。

发热惊厥的急救措施：

①惊厥时的护理方法同"不发热的惊厥"的护理方法；②采取物理降温措施；③可按以往服退热药的用量，服一次药，送医院治疗；④病儿清醒后喝些凉开水。

9.答：①受伤后，肘部不能活动，手臂不能上举；②经医生复位后，仍需注意保护关节，勿再受暴力牵拉，牵手莫忘护肘。

10.答：①使用薄木板或竹片、硬纸板、雨伞或健肢将伤肢固定，避免伤肢再活动；②如皮肉破损，断骨露在外面，不要把断骨强行还纳回去。可盖上干净纱布（伤口上不要涂红药水、紫药水），然后做简单固定，进行转运。

11.答：①若伤者不觉呼吸困难，则未伤及肺，可用宽布带将断骨固定；②若伤者感到呼吸困难，则伤及肺，不要处理断骨，速送医院。

12.答：①先在颈下垫一小软枕,保持颈椎的生理屈曲度;②再在头的两侧各垫一小软枕,以避免头部晃动。

13.答：①禁止伤者弯腰、走动,也不得搀扶、抱持伤者使腰部弯曲;②由数名救护者动作一致地托住伤者的肩胛、腰和臀部,将伤者"滚"到木板上;③让伤者俯卧,用宽布带将其身体固定在木板上;④在运送过程中,要尽量平稳。

14.答：①抓紧水上救护;②迅速清除溺水者口鼻内的淤泥杂草,松解内衣、裤带;③控水,救护者取半跪姿势,将溺水者匍匐在救护者的膝盖上,使其头下垂,按压其腹、背部,使溺水者口、咽及气管内的水控出;④检查溺水者呼吸、心跳的情况,有心跳、无呼吸者,可做口对口人工呼吸,如心跳、呼吸都停止了,应就地进行胸外心脏挤压和口对口人工呼吸。

15.答：①马上开窗通风,尽快把中毒者抬离中毒现场,使其呼吸到新鲜空气;②给中毒者保暖;③中毒重者,立即送医院急救。

第四节

一、填空题

1.心理 社会适应

2.智力

3.心理因素 社会因素

4.自我意识

5.环境

6.移情教育 分享与合作

7.合理

8.受惊 有规律

9.3 功能性遗尿症

10.自闭症

11.白天过度疲劳

12.社会交往障碍

13.模仿

14.能力 正常

二、单选题

1—5：B A A A D

6—10：C D B B C

11—15：D C D B A

16—20：C B B D B

三、判断题

1—5：× × √ √ ×

6—10：√ √ √ × √

11—15：√ × √ × ×

16—20：√ √ √ × √

四、简答题

1.答：①智力发展正常;②情绪稳定,情绪反应适度;③乐于与人交往,人际关系融洽;④行为统一和协调;⑤性格特征良好。

2.答：(1)生物因素：①遗传因素;②先天的非遗传因素;③后天的脑损伤。

（2）心理因素：①动机；②情绪；③自我意识。

（3）社会因素：①家庭；②托幼机构；③社会。

3.答：①改善环境；②开展心理咨询；③加强保健措施，促进健康；④对儿童进行心理健康教育；⑤引导幼儿学习社会交往技能。

4.答：①移情教育；②分享与合作；③恰当的自我评价。

5.答：①夜惊；②功能性遗尿症；③口吃；④婴儿孤独症；⑤缄默症。

6.答：①精神因素；②排尿习惯不良；③白天过度疲劳。

7.答：①消除引起小儿精神紧张不安的各种因素；②下午4—5点钟以后不用流质饮食，以减少尿量；③小儿夜间遗尿有较固定的时间，要提前唤醒排尿；④使小儿有信心治愈遗尿症；⑤可配合药物或针灸治疗；⑥检查是否同时有蛲虫病、癫痫等疾病。

8.答：①发音障碍；②肌肉紧张；③伴随动作；④常伴有其他心理异常，如兴奋、易激怒、胆小、睡眠障碍等。

9.答：①模仿；②精神因素；③成人不能正确对待幼儿语言学习阶段的不流畅现象。

10.答：①正确对待小儿说话时的不流畅现象；②消除环境中可致幼儿精神过度紧张、不安的各种原因；③成人用平静、柔和的语气和幼儿说话，使他也仿效这种从容的语调，放慢速度，使说话时呼吸正常。

11.答：①消除可引起幼儿精神负担的各种因素；②在人多的场合不要勉强幼儿说话，不要过分注意其表现，勿表现出因其缄默不语而造成的惊惶、焦虑，避免不良的暗示；③积极组织幼儿参加集体活动和锻炼；④必要时应请精神科医生诊治。

12.答：①从小培养儿童合理宣泄消极情绪，对孩子不溺爱；②第一次出现暴怒发作时，家长不妥协，坚持讲道理，不迁就不合理的要求。

13.答：①社会交往障碍；②语言障碍；③行为异常；④其他。

14.答：①康复训练的重点放在能力的提高上；②给患儿创造正常的生活环境；③要有信心。

【能力提升】

一、单选题

1.C 脓疱疮是由细菌引起的皮肤传染病，是一种常见的、通过接触传染的浅表皮肤感染性疾病，又名"传染性脓疱病"。

2.A 骨折的急救原则是限止伤肢再活动；避免断骨再刺伤周围组织；减轻疼痛。这种处理叫"固定"。

3.A 普通感冒大多是由病毒引起的上呼吸道感染，百日咳是由百日咳杆菌引起的呼吸道传染病。

4.C 该题主要考查肥胖病的概念，肥胖系指皮下脂肪积聚过多，体重超过同年龄正常儿童甚多，一般认为体重超过相应身高应有体重的20%以上即为肥胖。

5.A 因体温和脉搏易受体力活动及情绪变化的影响，为减少误差，需在小儿安静时测。

6.D 镊子很难夹住进入鼻腔的异物，尤其是圆滑的异物，越捅越往深处去，一旦落入气管，会有生命危险。

7.C 儿童心理健康的标志包括：智力发展正常；情绪稳定、情绪反应适度；乐于与人交往，人际关系融洽；行为统一和协调；性格特征良好。

8.B 《幼儿园工作规程》第十九条规定：幼儿园应当建立幼儿健康检查制度和幼儿健康卡或档案。每年体检一次，每半年测身高、视力一次，每季度量体重一次；注意幼儿口腔卫生，保护幼儿视力。

9.C 对暴怒发作的孩子应坚持讲道理或冷处理，不满足其无理要求。

10.B 弱视的病因包括先天性弱视；斜视；屈光不正；形觉剥夺。其中，形觉剥夺是婴幼儿时期，由于种种原因不适当地遮盖过某只眼睛，该眼因缺少光刺激，致视觉发育停顿，形成弱视。

25

11.B 龋齿的病因是残留在牙齿上的食物在口腔内细菌的作用下产生酸,酸把牙齿腐蚀成了龋洞,故不属于营养性疾病。

12.B 流行性腮腺炎的主要症状是发热、畏寒、头痛、食欲不振和腮腺肿大,患病过程中不出皮疹。

13.C 呼吸道传染病的主要传播途径是飞沫传播。流行性感冒是由流感病毒引起的急性呼吸道传染病,故传播途径为飞沫传播。

14.D 佝偻病是3岁以下小儿由于缺乏维生素D,使钙、磷的吸收和利用受到影响而引起的骨骼发育障碍。维生素D具有抗佝偻病的作用,故又称为抗佝偻病维生素。阳光中的紫外线照射到皮肤上可制造出维生素D,促进钙、磷的吸收;同时,蛋黄和肝等辅食可以帮助小儿补充一部分维生素D。

15.A 口吃的幼儿,对自己的口吃高度注意和嫌恶,对说话也有恐惧心理,故消除幼儿的紧张情绪可使口吃得到矫治。

16.B 屏气发作又称呼吸暂停症,该症的主要特征是:婴幼儿在情绪急剧变化时出现呼吸暂停的现象。

17.D 传染源是指体内有大量病原体生长、繁殖并能排出病原体的人或动物,传染病患者、病原携带者和受感染的动物是传染源。带有疟原虫的蚊子体内有病原体生长、繁殖,并能排出病原体,属于受感染的动物,是传染源。同时,带有疟原虫的蚊子又能通过虫媒传播把病原体直接或间接地传染到易感者体内,也是传播途径。

18.B 肥胖病的病因包括多食、少动;遗传因素;内分泌失调;精神因素。少食、多动不是引起肥胖病的原因。

19.B 佝偻病的病因包括紫外线照射不足;生长过快;长期腹泻;人工喂养时牛奶中钙、磷的比例不适当。饮食缺锌不是患佝偻病的病因。

20.D 伤寒是由伤寒杆菌引起的急性肠道传染病,经饮食传播;细菌性痢疾是由细菌引起的肠道传染病,经饮食传播;甲肝的病毒存在于病人的粪便中,粪便污染了食物、饮用水,经口造成传染,为饮食传播。

二、判断题

1.√ 因为左胸乳头处为坚硬的肋骨,所以在进行胸外心脏挤压术时挤压此处,非但起不到按压心脏的效果,还可能造成肋骨骨折,刺伤肺脏,使病情加重。

2.√ 缺乏铁和蛋白质,会影响红细胞中血红蛋白的合成而引起贫血,而乳类又含铁甚微,故以乳类为主食的乳儿,不按时添加含铁丰富的辅食,可致贫血。

3.× 腹泻不仅影响营养物质的吸收,还可消耗体内原有的物质。脱水、酸中毒可致生命危险。

4.× 口吃并非生理上的缺陷或发音器官的疾病,而是与心理状态有着密切关系的言语障碍。

5.√ 流行性脑脊髓膜炎的症状之一为:发病后几小时,皮肤上可出现出血性皮疹,用手指压迫皮疹后红色不退。

6.√ 部分缺铁性贫血和锌缺乏小儿有嗜食异物表现;钩虫病常致消化不良,也可能导致异食癖。

7.× 麻疹是由麻疹病毒引起的呼吸道传染病,非肠道传染病。

8.√ 测腋窝温度、测口腔温度、测直肠温度都是常用的测体温的方法,但因测腋窝温度更加安全、卫生、方便,是目前最常使用的测温方法。

9.× 凡伤及腰部,应严禁伤者弯腰、走动,也不得搀扶、抱持伤者使腰部弯曲。

10.× 用嘴衔住其口鼻,往里吹气,以2~3秒吹一次,是对小婴儿进行口对口吹气法时用到的方法。

11.× 对某种传染病缺乏特异性免疫力,被传染后易发病的人,称为对该种传染病的易感者。

12.× 把溺水者救上岸后,首先应迅速清除溺水者口鼻内的淤泥杂草,松解内衣、裤带,然后控水,再检查溺水者的呼吸、心跳,并根据呼吸、心跳的情况对溺水者进行人工呼吸、胸外心脏挤压等急救措施。

13.×　健康是指身体、心理和社会适应的健全状态,而不只是没有疾病或虚弱现象。正常的智力水平只是儿童与周围环境取得平衡和协调的基本条件,所以,智商高的孩子并不一定是健康的孩子。

14.×　为治疗儿童肥胖,应逐渐增加运动量,至每日1小时左右。

15.√　因为肝炎具有传染性,肝炎病人体内有大量病原体,往往可随一些症状如咳嗽、腹泻等排出体外,污染外部环境,是重要的传染源,所以早发现、早隔离肝炎病人是预防肝炎的重要途径之一。

16.√　对1~8岁小儿实施胸外心脏挤压时,应用手掌根部按压胸骨偏下方,使胸骨下陷2厘米左右。

17.√　龋齿的病因:残留在牙齿上的食物,在口腔内细菌的作用下产生酸,酸把牙齿腐蚀成龋洞。故培养儿童早晚刷牙、饭后漱口、少吃糖、睡前不吃零食等习惯,可有效清除残留在牙齿上的食物,从而保持口腔清洁,预防龋齿。

18.√　细菌性痢疾等肠道传染病的病菌往往存在于病人的粪便中,经饮食传播,故预防肠道传染病,应加强环境卫生、饮食卫生和个人卫生,培养幼儿饭前便后洗手的卫生习惯。

19.×　婴儿孤独症主要由生物学因素所致,同时早期生活环境的影响也不容忽视。

20.×　抗体具有特异性,一种抗体只能作用于相应的抗原,因此要进行多种预防接种,才能具有对多种传染病的免疫力。

三、论述题

解析:本题考查儿童常见传染病中的传染性肝炎的预防。传染性肝炎是由病毒引起的传染病,肝炎病毒最常见的为甲型、乙型。它们的流行特点包括:甲型肝炎病毒引起甲型传染性肝炎;该病毒耐热,一般的消毒剂,如高锰酸钾不能杀灭甲型肝炎病毒;病毒存在于病人的粪便中,粪便污染了食物、饮水,经口造成传染;人感染了甲型肝炎病毒,约经1个月的潜伏期后发病,多为黄疸型肝炎。乙型肝炎病毒引起乙型传染性肝炎,该病毒耐热;病毒主要存在于病人的血液中;凡能让病人的血液进入另一个人体的一切方式,包括共用牙刷等都可能引起乙肝传播;母婴传播是乙型肝炎的主要传播途径;在乙型传染性肝炎病人及带病毒者的血液中,"肝炎抗原"(或称澳抗)呈阳性,可借此与甲型传染性肝炎区别;人感染了乙型肝炎病毒,经2~6个月的潜伏期后发病,多为无黄疸型肝炎。学生根据以上传染性肝炎的流行特点,结合所学传染性肝炎的预防措施进行论述即可。

答:结合肝炎的流行特点,传染性肝炎的预防措施为:

(1)防止病从口入,讲究饮食卫生、个人卫生。饭前用肥皂、流动水洗手,水杯、牙刷和餐具等不能混用。因为引起甲型肝炎的病毒存在于病人的粪便中,粪便污染了食物、饮水,经口造成传染,所以预防甲型肝炎必须做到防止病从口入;而乙型肝炎病毒主要存在于病人的血液中,凡能让病人的血液进入另一个人体的一切方式,包括共用牙刷等都可能引起乙肝传播,故预防传染性肝炎也必须做到不混用牙刷等。

(2)做好日常的消毒工作。食具、水杯煮沸消毒。因为甲型肝炎病毒耐热,一般的消毒剂,如高锰酸钾不能杀灭甲型肝炎病毒;同时,乙型肝炎病毒也耐热。故预防传染性肝炎,必须做好日常的消毒工作,让日常消毒工作常态化。

(3)预防接种按严格的消毒要求操作。因为乙型肝炎病毒主要存在于病人的血液中,凡能让病人的血液进入另一个人体的一切方式,包括不规范的预防接种,都可能引起乙肝传播,所以,在小儿预防接种时必须按严格的消毒要求操作,以防传染。

(4)工作人员、托幼机构定期进行健康检查。若幼儿园的厨师、保育员、教师等工作人员患有肝炎等传染病,就极易在工作过程中对幼儿造成传染,故为了预防传染性肝炎,工作人员、托幼机构应定期进行健康检查。

(5)早发现、早隔离病人。肝炎病人是重要的传染源,病人体内有大量的病原体,往往可随一些症状排出体外,污染外部环境,造成传染,故早发现、早隔离病人是预防传染性肝炎的重要措施。

四、材料分析题

1.解析:本题考查幼儿园常用护理技术中的止鼻血。学生作答第一个问题时,应先找出材料中老师的不恰当行为,包括在幼儿流鼻血后大声斥责、让幼儿仰头、让幼儿准备好参加1小时后的接力赛跑;然后,再结合以上不恰当行为的危害分别说明原因。作答第二个问题时,根据鼻出血相关知识点的具体内容,按顺序作答即可。

答:(1)老师的做法不恰当:

①老师在幼儿流鼻血后大声斥责不恰当,因为大声斥责会让幼儿更加紧张、害怕,情绪更加激动,无法保持安静,不利于止血。

②老师让幼儿仰头以防止鼻血流出不恰当,因为仰头不仅不能止血,还会让血流入咽部,幼儿将血咽下,会引起恶心、呕吐。

③老师让孩子1小时后参加接力赛跑不恰当,因为止住鼻血后,2~3小时内不能做剧烈运动。

(2)作为幼儿教师应该这样处理鼻出血:

①安慰孩子不要紧张,安静坐着。

②头略低,张口呼吸。

③捏住鼻翼,一般压迫10分钟可止血。

④前额、鼻部用湿毛巾冷敷。

⑤出血较多时,可用脱脂棉卷塞入鼻腔。

⑥止血后,2~3小时内不要做剧烈运动。

⑦若经上述处理,鼻出血仍不止,应立即去医院处理。

2.解析:本题考查幼儿常见心理问题中的睡眠障碍。常见的睡眠障碍包括夜惊、梦魇、梦游等,学生作答前应先明确夜惊、梦魇、梦游的差异:夜惊是睡眠时产生的惊恐反应;梦魇以睡眠中做噩梦为主要表现;梦游是睡眠中自行下床活动,而后再回床继续睡觉,醒后而不自知的睡眠障碍。材料中幼儿在晚上入睡3小时后,突然惊醒,瞪目坐起,惊恐哭喊,心慌气促,出汗,十几分钟后又入睡,醒后不知自己有以上情况发生的表现属于睡眠中的惊恐反应,故可判断幼儿发生的睡眠障碍为夜惊。作出判断后,学生再根据发生夜惊的原因和矫治的相关知识点的具体内容,按顺序作答即可。

答:(1)该幼儿发生的睡眠障碍是夜惊。

(2)发生夜惊的原因为:受惊和紧张不安是主要的精神因素,鼻咽部疾病致睡眠时呼吸不畅、肠寄生虫病等也是常见的原因。

(3)矫治:消除引起紧张不安的精神因素和有关疾病因素,保持有规律的作息时间,多数儿童夜惊现象可自行消失。

3.解析:本题考查婴幼儿常见心理卫生问题中的功能性遗尿症。学生只需要根据材料结合功能性遗尿症的症状、病因、矫治进行阐述即可。正常儿童于3岁以后就能自觉地控制排尿,并在入睡后因膀胱充盈而醒来,仅偶尔失去控制而遗尿。若3岁以后经常在白天不能控制排尿或不能于睡觉时醒来自觉地排尿,在排除了躯体疾病的原因之后,则称为功能性遗尿。功能性遗尿的诱因包括精神因素、排尿习惯不良和白天过度疲劳。材料中的幼儿是中班的孩子,年龄为4~5岁;该幼儿没有躯体疾病,遗尿是在随父母工作调动后进入新的幼儿园后发生的,所以引起遗尿的原因是突然改换环境,致精神紧张不安的精神因素;该幼儿在受到老师和家长对其遗尿的批评后遗尿更加频繁,这是因为批评让该幼儿产生了对排尿的恐惧心理和害羞、自卑感,从而形成恶性循环。综上所述,材料中幼儿的遗尿现象符合功能性遗尿的症状和诱因。

答:(1)该幼儿的遗尿属于功能性遗尿。

(2)可诱发功能性遗尿的原因为:

①精神因素:如突然受惊,突然改换环境,失去父母照顾等原因,致精神紧张不安。或因偶尔遗尿受到打骂而产生对排尿的恐惧心理和害羞、自卑感,形成恶性循环,经常遗尿。

②排尿习惯不良:在小儿10~18个月时,就可开始训练自觉地控制排尿。若因使用尿布时间过长,或长时间坐在便盆上,边玩边尿,对排尿毫无约束能力,日久易形成遗尿症。

③白天过度疲劳:因白天过累,夜间睡眠过熟,不易唤醒;或醒后有较长一段时间意识朦胧而遗尿。

(2)功能性遗尿的矫治包括:

①消除引起小儿精神紧张不安的各种因素。建立合理的生活制度,避免过度疲劳,白天可安排1~2小时的午睡,以免夜间不易觉醒。

②下午4—5点钟以后不用流质饮食,以减少尿量。晚饭宜清淡。

③小儿夜间遗尿有较固定的时间,要提前唤醒排尿。

④使小儿有信心治愈遗尿症。用劝慰的方法使小儿不因遗尿有精神负担。当遗尿减少时给予鼓励。

⑤可配合药物或针灸治疗。

⑥检查是否同时有蛲虫症、癫痫等疾病。

4.解析:本题考查幼儿园常用护理技术和急救术中鼻腔异物的处理。材料中的老师试图用镊子将幼儿鼻腔中的豌豆夹出的方法是不对的,学生可结合鼻腔异物的正确处理方法和用镊子夹取鼻腔异物的危害性作答。

答:(1)该教师的做法不恰当,因为豌豆非常圆滑,镊子很难夹住,越捅越往深处去,一旦落入气管,会有生命危险。

(2)如果我是这位老师,准备这样帮助淘淘处理塞进鼻孔的豌豆:

①可用手压住没有豌豆的一侧鼻孔,让淘淘用力向外呼气(擤鼻子),使豌豆随气流冲出。

②也可刺激淘淘的鼻黏膜,使其产生喷嚏反射将异物排出。

③若以上措施无效,立即到医院请医生处理。

5.解析:婴幼儿的肘关节较松,当肘部处于伸直位置时,若被猛力牵拉手臂,就可能造成桡骨小头半脱位,又名牵拉肘。材料中的幼儿从滑梯上跌落,手肘着地,幼儿起身后发现肘关节疼痛,前臂不能弯曲,很有可能是牵拉肘或骨折。学生可根据引起牵拉肘或骨折的原因、牵拉肘或骨折的症状和处理方法等知识结合材料进行分析。

答:(1)此次意外有可能让萱萱的桡骨小头半脱位(牵拉肘),这是儿童时期最常见的一种脱臼,也可能是上肢骨折。

(2)处理方法:

①处于现场的教师或保育员,很难判断幼儿是牵拉肘还是骨折,只有到医院检查才能得出结果。我们可以做的是:将毛巾或毛毯等柔软物放在伤处周围,帮助孩子支撑骨折处,以达到最舒适体位(但由于专业性太强,不建议幼儿园教师或保育员进行固定,可请保健老师处理)。

②如骨折处有开放性伤口,需要在受伤部位近心端或远心端处进行加压,控制出血后,需用清洁、面积较大的干净床单等物覆盖,尽可能保持伤口干净。尽快送孩子去医院。

③幼儿骨折和关节脱位的处理专业性强,因此,第一时间应和保健老师联系,共同处理这一问题。

（3）在幼儿园可从以下方面预防牵拉肘或骨折：

①成人勿猛力牵拉孩子的手臂，切忌在领着孩子上楼梯、过马路或给孩子穿脱衣服时用力提拎他们的手臂。

②对孩子进行相关的安全教育，教育孩子不要做易导致牵拉肘或骨折的危险动作，如悬垂、推挤、碰撞、双手抓着横杠且身体离地等。

③户外活动前，检查场地，清除场地上的树叶、树枝、石块、砖头等物品。定期检查大型运动器械，发现问题暂停使用，及时维修。

④幼儿在活动时，教师和保育员不离岗、不走神，时刻关注幼儿的活动，发现幼儿有危险动作或可能出现损伤时，及时劝阻，讲明道理。

⑤让孩子经常参加体育锻炼，增强肌肉力量，从而增强关节的牢固性，有效预防牵拉肘。

【综合检测】

综合检测一

一、单选题

1.C　正确的刷牙方法是顺着牙缝直刷，即刷上颌牙从牙龈处往下刷，刷下颌牙从牙龈处往上刷，这样可刷净牙缝里的食物残渣，且不损伤牙龈。

2.D　小儿的基础体温为 36.9~37.5 ℃。一般当体温超过基础体温 1 ℃以上时，可认为发热。其中，低热是指体温波动于 38 ℃左右，高热是指体温在 39 ℃以上。

3.B　呼吸道传染病的病原体存在于病人或携带者的口鼻及眼的分泌物中，病人或携带者说话、咳嗽、打喷嚏时，使病原体随同飞沫被喷到周围的空气中，易感者吸入这种含有病原体的飞沫而形成新的传染，故呼吸道传染病的传播途径为飞沫传播。

4.D　一般给幼儿测腋下温度需 5~8 分钟，时间太短不能测出准确的体温。

5.A　因为婴幼儿的咽鼓管较成人短、管腔宽，位置呈水平位。故患呼吸道感染时，细菌易通过咽鼓管侵入中耳，引起化脓性中耳炎。

6.A　水痘是由水痘病毒引起的呼吸道传染病，多发于冬春季。

7.D　功能性遗尿的诱因包括精神因素，排尿习惯不良，白天过度疲劳。

8.D　传染源是指体内有病原体生长、繁殖并能排出病原体的人或动物。

9.B　细菌性痢疾的主要症状为：发病急，高热、腹痛、腹泻，有总排不净大便的感觉，大便内有黏液及脓血；少数病人高热，很快抽风、昏迷，为中毒型痢疾。

10.C　流鼻血的正确做法为：头略低，张口呼吸；捏住鼻翼，一般压迫 10 分钟可止血。

二、名词解释

1.传染病：由病原体引起的，能在人与人、动物与动物或人与动物之间相互传染的疾病。

2.健康：身体、心理和社会适应的健全状态，而不只是没有疾病或虚弱现象。

三、判断题

1.×　夜惊和梦游是一种意识朦胧状态，小儿醒后不知有夜惊或梦游发生。

2.×　乳牙患龋，进展较快，不仅影响咀嚼功能，还可影响恒牙的正常发育，应及早治疗。

3.×　吃喝拉撒等生理需要是幼儿最基本的、最低层次的需要，如果家长只注重满足幼儿的生理需要，而忽略了幼儿也有更高层次的需要——安全感、被爱、被尊重、被别人称赞等，幼儿的合理需要得不到满足，幼儿就极易产生不良情绪影响心理健康。

4.√　因为预防接种是保护易感者的重要途径，故我国的预防接种制度规定：为了提高人群的免疫水平，控制和消灭传染病，必须进行系统的、有计划、有组织的预防接种。

5.×　百日咳病初类似感冒，数日后咳嗽加重，尤其是夜间咳重。

6.√　流行性乙型脑炎是由乙脑病毒引起的急性中枢神经系统传染病,通过蚊虫传播,蚊虫吸猪血(或其他家禽或患者的血)则带上了乙脑病毒,再叮咬健康人时,就把乙脑病毒传入人体。

7.×　胖不代表健康和有抵抗力,吃得太多太"好"又缺乏运动会导致肥胖病。肥胖病人群是高血脂、高血压、脂肪肝的高危人群。

8.×　把残留在牙齿上的食物腐蚀成酸的是细菌,而非病毒。

9.×　健康除了包括身体、心理的健全状态以外,还包括社会适应的健全状态。

10.×　肥胖病的治疗措施包括:饮食管理和增加运动量;因内分泌功能所致肥胖,可针对病因进行治疗;因精神因素、心理异常所致肥胖,应进行心理治疗。

11.√　为让药液充分浸入患处发挥疗效,滴鼻药后应保持原姿势3~5分钟,滴眼药后应保持原姿势5~10分钟。

12.×　胸外心脏挤压术适用于所有人,只是采取的方法会因年龄阶段的不同而有所差异。

13.×　长期贫血不仅会让学前儿童的生长发育滞后,还会由于脑组织供氧不足,影响其智力发展。

14.×　乙型肝炎的病毒主要存在于病人的血液中,凡能让病人的血液进入另一人体内的一切方式,都可能引起乙肝传播,故乙肝的传播途径主要为血液和母婴传播。

15.×　被骨头渣、鱼刺、枣核等扎在嗓子上,不能用硬往下吞食以求将异物咽下的方法,因为硬吞食物可能将异物推向深处,若扎破大血管,十分危险。发生咽部异物,要去医院处理。

四、简答题

1.答:①提倡合理喂养;②注意饮食卫生;③隔离消毒。

2.答:①智力发展正常;②情绪稳定,情绪反应适度;③乐于与人交往,人际关系融洽;④行为统一和协调;⑤性格特征良好。

3.答:①防止病从口入,讲究饮食卫生、个人卫生;②做好日常的消毒工作;③预防接种按严格的消毒要求操作;④工作人员、托幼机构定期进行健康检查;⑤早发现、早隔离病人。

4.答:①将小毛巾折叠数层,放在凉水中浸湿,拧成半干以不滴水为度;②敷在前额或腋窝、肘窝、腘窝、腹股沟(大腿根部)等处,每5~10分钟换一次(若冷敷时孩子发生寒战、面色发灰,应停止冷敷)。

五、连线题

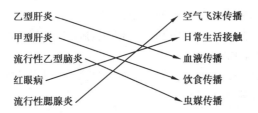

六、材料分析题

解析:本题考查幼儿园常用护理技术中的测体温。学生可先找出材料中教师测体温的错误方法。再结合正确的方法进行分析。

答:(1)该教师测出的体温不准确。不准确的原因是:

①教师测体温前,没有查看体温计的水银线是否在35 ℃以下。

②教师把体温计放入幼儿的腋窝下之前,没有擦去幼儿腋窝下的汗。

③没有检查体温计是否放在幼儿的腋窝中间,也没有让幼儿屈臂,大人没有扶着他的胳膊以夹紧体温计。

④测体温的时间应不少于5分钟,而教师只测了2分钟,时间太短。

(2)测量体温的正确方法和步骤是:

①测体温前,先看体温计的水银线是否在35 ℃以下。

②如超过 35 ℃,用一只手捏住没有水银球的那一头,向下向外轻轻甩几下,使水银线降到"35"刻度以下。

③擦去孩子腋窝下的汗。

④把体温表的水银端放在孩子腋窝中间。

⑤让孩子屈臂,大人扶着他的胳膊以夹紧体温表。

⑥测 5 分钟后取出。

综合检测二

一、单选题

1.D 上呼吸道感染的预防措施之一为:增强体质,加强锻炼,多在户外活动,多晒太阳,提高对环境冷热变化的适应能力。

2.B 猩红热的主要症状:起病急,可有发热、咽痛、呕吐;1~2 天内出皮疹;于病后 2~3 天,舌乳头肿大突出,很像杨梅,故叫"杨梅舌"。

3.B 地震发生时,如在室内,教师应组织儿童选择好躲避处后蹲下或坐下,脸朝下,额头枕在两臂上,或抓住桌腿等身边牢固的物体,以免震时摔倒或因身体失控移位而受伤。要用手护住头部或后颈,低头、闭眼,有可能时,可用湿毛巾捂住口、鼻,以防灰土、毒气。室内较安全的避震空间有:承重墙墙根、墙角;有水管或暖气管道等处。

4.C 呼吸道传染病的病原体存在于病人或携带者的口鼻及眼的分泌物中,病人或携带者说话、咳嗽、打喷嚏时,使病原体随同飞沫被喷到周围的空气中,易感者吸入这种含有病原体的飞沫而形成新的传染,故呼吸道传染病的传播途径为飞沫传播。

5.A 黄蜂的毒液呈碱性,可在伤口涂食醋等弱酸性液体。

6.C 水痘的症状为:低热,初为红色丘疹,渐成水泡,后水泡干缩结痂。

7.D 幼儿烫伤的处理方式为:脱离烫源,立即用冷水浸冲局部降温,随即脱掉被热源浸透的衣服,保持伤口清洁。轻度烫伤的,用蓝油烃软膏涂局部;如果烫伤面积大且严重的,用干净纱布覆盖伤面,以防污染,送医院处理。

8.D 幼儿腹泻的预防措施为:提倡合理喂养;注意饮食卫生;隔离消毒。

9.C 为预防传染病的发生和蔓延,采取的综合措施包括管理传染源、切断传播途径和保护易感者,而保护易感者的主要途径即预防接种。

10.C 传染源是指体内有病原体生长、繁殖并能排出病原体的人或动物。毛蚶体内有病原体生长、繁殖并能排出病原体,故毛蚶属于传染源。

二、名词解释

1.肥胖病:皮下脂肪积聚过多,体重超过同年龄正常儿童甚多。一般认为体重超过相应身高应有体重的 20%以上即为肥胖。

2.易感者:对某种传染病缺乏特异性免疫力,被传染后易发病的人,称为对该种传染病的易感者。

三、判断题

1.× 健康是指身体、心理和社会适应的健全状态,而不只是没有疾病或虚弱现象。

2.× 病原携带者简称携带者,是指无传染病症状而能排出病原体的人(或动物)。

3.× 非感染性腹泻主要是因喂养不当,如进食量过多、食物不易消化等引起的。而因食物或食具等被病菌污染引起的腹泻是感染性腹泻。

4.√ 如果只是轻微扭伤,可用冷水浸湿的毛巾或冰块敷于伤处,这样可使血管收缩凝血,有助于减轻症状。

5.√ 流行性感冒痊愈后产生的免疫力不持久,经一段时间后可再度感染,所以,预防流行性感冒的措施之一为增强幼儿体质,提高对环境冷热变化的适应能力。

6.√ 呼吸道传染病传播途径为空气飞沫传播,病原体存在于病人或携带者的口鼻及眼的分泌物中,病人或携带者说话、咳嗽、打喷嚏时,就会使病原体随同飞沫被喷到周围的空气中,易感者吸入这种含有病原体的飞沫而形成新的传染。故保持室内空气流通、不随地吐痰可切断传播途径,预防呼吸道传染病。

7.√ 影响婴幼儿心理健康的社会因素主要包括家庭、托幼机构和社会,托幼机构是儿童最早加入的集体教育机构,故托幼机构的环境(人文环境和物质环境)对婴幼儿社会适应性的形成有深远的影响。

8.× 佝偻病是缺乏维生素 D 引起的骨骼发育障碍。而人体所需的维生素 D 只有一小部分自食物摄取,大部分是通过皮肤接受紫外线的照射后产生的。故预防佝偻病最重要的措施是多在户外活动、多晒太阳,接受阳光中紫外线的照射。

9.√ 烫伤的处理方法为:脱离烫源,立即用冷水浸冲局部降温,随即脱掉被热源浸透的衣服,保持伤口清洁。轻度烫伤的,用蓝油烃软膏涂局部。如果烫伤面积大且严重的,用干净纱布覆盖伤面,以防污染,送医院处理,同时注意不任意在伤口上涂抹药物。

10.√ 逃生时为了防止浓烟引起窒息,可用毛巾、口罩蒙鼻,快速撤离火灾现场。也可向头部、身上浇冷水或用湿毛巾、湿棉被、湿毯子等将头、身裹好,再冲出去。

11.√ 甲型、乙型传染性肝炎,在症状上都可分为黄疸型与无黄疸型两种。

12.√ 幼儿因奔跑、跳跃跌倒而蹭破皮肤,若创伤面有泥土或污物,应用冷开水或淡盐水冲洗,再涂上消毒药水,贴上创可贴或用纱布包扎。

13.√ 儿童的免疫力不如成人,集体生活接触密切,在集体儿童机构中极容易造成传染病的流行,故预防和管理传染病,是幼儿园等集体儿童机构中的一项重要的保健工作。

14.√ 水痘是由水痘病毒引起的呼吸道传染病,病毒存在于病人鼻咽分泌物及水痘疱疹的浆液中,故水痘疱疹破溃后,可经衣物、用具等传染。

15.× 幼儿跌伤后,不能用手揉患处,应先冷敷,再热敷。在热敷的过程中,教师可根据幼儿的伤势变化及疼痛反应,轻轻按摩幼儿患处,以辅助消肿。

四、简答题

1.答:①注意口腔卫生;②合理营养,多晒太阳;③预防牙齿排列不齐。

2.答:①改善环境;②开展心理咨询;③加强保健措施,促进健康;④对儿童进行心理健康教育;⑤培养幼儿学会调整自己的情绪;⑥引导幼儿学习社会交往技能。

3.答:①用镊子夹鼻腔异物,很难夹住,尤其是圆滑的异物,越插越往深处去,一旦落入气管,会有生命危险;②把一氧化碳中毒者抬离中毒现场后,应立即给其保暖,让其受冻并不能促使中毒者清醒,反而会加重病情;③抢救溺水者的过程中,控水时间太久会失去心肺复苏的机会;④因为关节受过拉伤后,关节囊松弛,容易重复发生脱臼。故牵手莫忘护肘;⑤因为不管哪种伤害,呼吸完全停止 4 分钟以上就濒临死亡。

4.答:①检查电源、电线,以免漏电;②教导幼儿勿玩电源、电线、插座、电器用品;③在电源、插座上贴上危险标志;④插座的位置设计在幼儿碰不到的地方。

五、论述题

解析:本题涉及幼儿园安全问题中的烫伤。在幼儿园最容易发生烫伤的情况为:放在幼儿活动室让幼儿自取的饮用水温度过高,午餐中的菜、汤等温度过高,联系幼儿园的这些实际情况作答即可。

答:(1)幼儿园应保证幼儿每日有足够的饮水量,若灌入保温桶中的水温度过高,幼儿自取饮水时就特别容易被烫伤,故预防措施为:饮用水的温度应降到温热再灌入保温桶内,保持水温在35~40 ℃即可。

(2)菜汤、稀饭、豆浆、牛奶应提前烧开晾一会儿,再分发给各班。开饭时应事先把碗分发到桌子中间,然后分别将饭盛到碗内容量三分之二处,感觉温度可以了,再请幼儿轻轻端到自己面前就餐。

(3)不能把暖水瓶、热水壶等一切易致烫伤、烧伤的物品放到幼儿活动的地方,如活动室、盥洗室、睡房、操场等。

(4)对幼儿进行防烫伤的安全教育,教育幼儿不要在活动室摆放饭菜的地方及周围追逐打闹,不要用手触摸热饭热菜,不玩火,不玩鞭炮等。

六、材料分析题

解析:本题考查幼儿园常用护理技术和急救术中的摔伤处理。学生可先从材料中找出老师处理摔伤的错误行为,再结合幼儿摔伤的正确处理方法进行分析。

答:(1)老师的做法不恰当。因为纸巾上有很多细菌,老师直接掏出口袋中的纸巾盖在伤口上,并让幼儿紧紧压住纸巾的行为很容易造成感染。

(2)幼儿摔伤的正确处理方法是:伤口较浅如仅蹭破表皮,用自来水或温水反复冲洗伤口,再涂上红药水;创伤面有泥土或污物,用冷开水或淡盐水冲洗,再涂上消毒药水,贴上创可贴或用纱布包扎;伤口较深有出血,用自来水或生理盐水清洁伤口,并用酒精消毒;若伤口较深,出血较多,伤口内含有泥沙或其他异物,用淡盐水冲洗后用干净纱布覆盖,及时去医院就诊。

(3)预防措施:在幼儿户外活动的空旷场地不要放各种杂物,以免幼儿摔伤。提醒幼儿日常活动中注意安全,户外运动或游戏时,不要剧烈奔跑、打闹追逐等。

【幼儿教师资格证考试真题】

1.C　本题考查幼儿园安全问题与处理。蜜蜂的毒液呈酸性,可在伤口涂弱碱性液体,如肥皂水、碱水;黄蜂与蜜蜂毒液性质不同,黄蜂的毒液呈碱性,可在伤口涂食醋等弱酸性液体。

2.A　本题考查幼儿园常见安全问题及处理办法。扭伤后应立即检查是否骨折,如果没有骨折,立即对伤处冷敷,使血管收缩止血,并达到止痛目的。一天之后,对伤处进行热敷,改善血液循环,减轻肿胀。

3.B　本题考查幼儿园常见安全问题及处理办法。当异物将气管完全堵住时,幼儿会出现呼吸困难,面色青紫。较小的异物还会继续下滑,常常滑入右侧支气管,导致右侧肺不能工作,也会出现呼吸困难。

4.B　本题考查幼儿常见疾病及其预防。风疹是儿童期常见的一种由风疹病毒引起的急性出疹性传染病。病原体由口、鼻及眼部的分泌物直接传给他人,或通过呼吸道飞沫传染。

5.B　婴幼儿的咽鼓管较成人短、管腔宽,位置呈水平位。患上呼吸道感染时,细菌易通过咽鼓管侵入中耳,引起化脓性中耳炎。尤其擤鼻涕时,若将两侧鼻孔同时捂住,鼻腔内压力大,更促使鼻咽部细菌进入中耳。

第四章　集体儿童保健

【夯实基础】

第一节

一、填空题

1.身体保健　心理保健　2.预防为主　3.健康的身体　4.根本任务

二、单选题

1—4：B A C A

三、判断题

1—5：√ × √ √ √

四、简答题

答：①建立合理的生活制度,加强生活护理及教养,促进入托(园)儿童的身心健康;②重视营养管理,为儿童提供合理的膳食,满足入托(园)儿童生长发育的需要,防止发生各种营养缺乏性疾病;③建立健康检查制度,对儿童进行生长发育监测,发现问题及时与家长沟通;④贯彻"预防为主"的方针,做好预防接种、消毒隔离等工作,控制及降低传染病的发病率;⑤开展体格锻炼,增强儿童体质及抗病能力;⑥开展安全教育,采取相应的安全措施,防止意外事故的发生;⑦创设良好的生活环境,园舍、场地、设施等应符合安全、卫生和教育的要求;⑧坚持培养儿童良好的卫生生活习惯、适应性行为及良好的心理品质和道德品质。

第二节

一、填空题

1.无传染病 其他严重疾病

2.既往病史 预防接种史

3.一问,二摸,三看,四查

4.户外场地的卫生工作 室内环境的卫生工作

5.1~2

6.1

7.桌子、椅子的清洁及消毒 便盆的清洁及消毒

二、选择题

1—5：A D D A A

6—10：A B B D D

三、判断题

1—5：× × √ × √

6—10：× × √ × ×

四、简答题

1.答：①入园前检查;②入园后检查;③定期测量生长发育;④晨、午、晚间的检查(一问,二摸,三看,四查);⑤全日观察。

2.答：①幼儿园环境的清洁与消毒;②幼儿园用品的清洁与消毒;③个人清洁卫生。

第三节

一、填空题

1.压迫胸部

2.12 小时

3.经常巡视

二、选择题

1—3：A A B

三、判断题

1—7：× √ √ × × √ ×

四、简答题

1.答：①坚持执行；②保教结合；③家、园同步；④个别照顾；⑤培养良好的卫生习惯。

2.答：①睡眠；②进餐；③户外活动；④盥洗；⑤如厕；⑥入园；⑦离园；⑧饮水。

3.答：①示范讲解法；②操作练习法；③集中训练与个别指导法；④随机教育法。

第四节

一、填空题

1.计算数量 编制食谱

2.50%

3.互补作用

4.细菌性食物中毒

5.龙葵素毒素

6.皂素

7.皂素 抗胰蛋白酶

8.全面 清淡

二、单选题

1—5：A D C C B

6：C

三、判断题

1—5：× × √ √ ×

四、简答题

1.答：①执行膳食计划所拟订的食品种类和数量，不随意改变；②注意季节变化，冬季多用热量较高的食物，夏季可用清淡凉爽的食物；③食谱所列的烹调法和食物应适合儿童的消化能力；④品种多样化，并能促进食欲；⑤注意观察儿童获取食物的情况，必要时作调整；⑥每周更换食谱。

2.答：①操作中生食、熟食使用同一切菜板、刀具；②在制作和供应食品时，经手将细菌带到食品上；③苍蝇、老鼠等将病原菌带到食品或炊具上；④熟食放在冰箱内，被生肉上的血或污物污染。

第五节

一、填空题

1.早发现

2.传染病接触者

3.晨检 全日观察 隔离

4.保持空气流通 勤洗手

5.终末消毒

6.早隔离病人

7.消毒

8.预防接种制度

二、选择题

1—5：C D A D D

三、判断题

1—5：× √ √ √ ×

四、简答题

1.答：①管理传染源（早发现传染病人，严格遵守传染病接触者的观察界限）；②切断传播途径（做好经常性的预防措施,得了传染病后应采取的措施);③保护易感者(非特异性措施,预防接种制度)。

2.答:①隔离患儿、及时上报、联系家长、后期追踪;②通风换气、彻底消毒;③加强班级管理;④加强班级晨检及全日观察。

第六节

一、填空题

1.接送制度　清点人数

2.与教学活动相结合　融于一日生活　演习训练

3.圆角

4.药品保管制度

5.姓名　药名　剂量

二、选择题

1—2:A　C

三、判断题

1—5:√　×　√　×　√

四、简答题

1.答:①遵守幼儿园的安全制度;②遵守交通规则;③懂得"水""火""电"的危险;④不要捡拾小物件。

2.答:①开展保教人员安全教育;②加强幼儿的安全教育;③建立健全安全制度;④消除安全隐患,创设安全环境。

第七节

一、填空题

1.合理布局　合适的园址

2.直接用房

3.1:5~1:6

4.合理的通风　空调设施

5.通风

6.自然通风

7.窗户的大小

8.双肩背

9.最高点

10.椅面前后

11.椅面左右

二、选择题

1—5:C　D　A　B　C

6—8:B　B　D

三、判断题

1—5:×　×　√　√　√

6—7:×　×

四、简答题

1.答:①地势平坦;②有足够的用地面积;③避免受空气污染和噪声的影响。

2.答:①活动室(足够的空间,充足的日照,铺设的地板有利于保湿、防潮和清扫);②卧室(要求同活动室);③盥洗室和厕所(设备能满足幼儿的需求,方便幼儿使用,通风良好);④更衣室(可连接活动室和卧室)。

3.答:①便于清洁和消毒,而且不宜污染;②颜色鲜艳不褪色,油漆无毒无味;③表面光滑,坚固结实;④玩具大小、轻重适合幼儿;⑤不宜购买小的、易碎的、用嘴吹的玩具。

【能力提升】

一、单选题

1.B 《幼儿园工作规程》第十五条规定,在紧急情况下应当优先保护幼儿的人身安全。

2.D 《幼儿园工作规程》第十九条规定,幼儿园应当建立幼儿健康检查制度和幼儿健康卡或档案。每年体检一次。

3.B 书包的重量不应超幼儿体重的1/10,20千克的1/10是2千克,即4斤。

4.A 疫点的猪其实就是传染源,对其进行扑杀,目的是控制传染源。

5.B 预防和控制传染病是针对传染病流行的三个环节,即传染源、传播途径、易感者而提出的。

6.C 根据幼儿各餐热量的分配,午点所提供的热量占一天总热量的10%。

7.B 合理安排生活制度,适当变换活动的内容和方式,使大脑皮质"工作区"和"休息区"轮换,保证劳逸结合,可以预防过度疲劳。

8.B 一般幼儿每顿饭用时20~30分钟。

9.C 饮水对于维持幼儿的身体健康有非常重要的意义,然而因为其一般在过渡环节中完成,所以往往被忽视。

10.C 增强儿童体质,提供合理营养,培养个人卫生习惯是保护易感者中的非特异性措施。

11.D 幼儿膳食为力求各营养素之间有合理的比值,蛋白质、脂肪、碳水化合物所提供的热能各占总热量的12%~15%、20%~30%、50%~60%。

12.C 计划免疫是指有计划地进行预防接种,以达到预防、控制和消灭某种传染病的目的。卡介苗相当于抗原,接种到人体后,不会使人发病,但会刺激人体内的淋巴细胞产生抗体,从而对结核杆菌起到拮抗作用,而对其他的病原体不起作用。

13.B 晨、午、晚间检查,重点内容可概括为"一问,二摸,三看,四查"。而量体重属于幼儿体检项目。

14.B 为了便于幼儿上下楼和安全,幼儿园楼梯坡度不宜大于30度。

15.A 传染病消毒是用物理或化学方法消灭停留在不同传播媒介物上的病原体。化学消毒是用化学方法达到消毒的作用,用于消毒的化学药物叫作消毒剂;物理消毒是用物理方法达到灭菌的目的,暴晒、利用紫外线杀菌,就是物理方法。

16.D 对于传染病应做到早发现、早隔离、早治疗,幼儿教师若能早发现,必须熟悉各种常见传染病的早期症状。

17.B A、B、C三个选项均属于细菌性食物中毒,其主要症状是剧烈的呕吐和腹泻,选项A肉毒杆菌食物中毒是一种罕见的中毒现象,引起中毒的食品多为罐头食品,选项B嗜盐菌存在于海产品中,如墨鱼、带鱼等,因加热不充分而中毒,选项C葡萄球菌常存在于人的鼻咽部及手上,选项D属于非细菌性中毒。

18.C 进餐是幼儿一日生活中的主要环节之一,要求进餐前不剧烈运动,定时进餐,端来饭再去有序洗手,饭、菜不要盛满,教育幼儿专心吃饭,细嚼慢咽,不要催促幼儿,或比谁吃得快,不能偏食,要在愉快的心情下吃饭,不吃"气饭",因此说法错误的是比谁吃得快。

19.A 细菌生长繁殖需要有利的条件,需要养料、充足的水分、一定的时间和适宜的温度,37 ℃左右细菌繁殖最快,温度下降,细菌繁殖速度下降。

20.A 选项 B 为了幼儿安全幼儿园楼梯踏步不宜高于 12 厘米,深度约 26 厘米,选项 C 内服药和外用药应分开放置,选项 D 刀、剪等工具应放在幼儿拿不到的地方。

二、判断题

1.× 健康是指身体、心理和社会适应都处于良好的状态,因此健康就是没有疾病这种描述是错误的。

2.× 在幼儿园活动室的门窗外种植茂密的常青树,对室内的采光影响很大,因此不宜种植。

3.√ 幼儿园桌椅各部分的大小,都应按照一定的卫生要求制作,其目的是保证幼儿在使用时能有良好的姿势。

4.× 《幼儿园工作规程》第二十三条规定,正常情况下,幼儿每日户外体育活动不得少于 1 小时。

5.× 幼儿神经系统发育尚未成熟,容易疲劳,需要较长的睡眠时间进行调整,因此,年龄越小睡眠时间越长,次数越多。

6.× 幼儿得定期进行健康检查,1~3 岁儿童每年健康检查 2 次,每次间隔 6 个月。

7.√ 将幼儿一日生活中的主要环节加以合理安排,使幼儿养成习惯,到什么时间就知道干什么,干时轻松、愉快,即形成了动力定型。

8.× 晨间检查的步骤包括"一问,二摸,三看,四查",而并非闻。

9.× 对传染病接触者的观察期限,常根据该传染病的最长潜伏期而定,麻疹的最长潜伏期是 21 天,因此,麻疹接触者观察期为医学观察 21 日,如接受过被动免疫则延长至 28 日。

10.× 病人隔离后,对他原来的住所进行一次彻底消毒称为终末消毒。

11.× 细菌也需要养料才能生存,尤其在酸度、甜度和咸度都不大的食物中生长最快。

12.√ 生豆浆有"假沸"现象,出现泡沫,这时的温度是 80 ℃,此时有害物质尚存。

13.× 符合卫生标准的幼儿活动室应保证每名幼儿所占面积不小于 2.5 平方米,净高不低于 3.3 米,每名幼儿得到空气容量为 8 立方米左右。

14.√ 根据幼儿桌椅卫生要求,最好使用双人桌,以避免几个幼儿同用一张桌子,相互干扰,并可使幼儿都能得到来自左上方射来的光线。

15.× 食物处于冷冻时,细菌保持休眠的状态,暂时停止生长和繁殖,但低温不能杀死细菌。

三、论述题

1.答:(1)幼儿生活常规教育的内容:第一,引导幼儿懂得有规律的生活有益于健康的道理,可以自觉遵守作息时间和生活制度。第二,让幼儿学习生活的基本技能,培养幼儿的生活自理能力,包括吃饭、穿衣服、刷牙、洗脸、收拾玩具、铺床等生活技能。第三,培养幼儿良好的生活卫生习惯。卫生习惯包括饭前便后洗手、定时排便、不乱扔垃圾、爱护卫生等。生活习惯包括讲文明、讲礼貌,不玩水,不浪费水,不影响他人休息,把衣物整齐地放在固定的地方。

(2)幼儿生活常规教育的常用方法:

①示范讲解法:生活常规教育中最基本的方法,主要有整体示范讲解法和分解示范讲解法。对于比较简单的生活常规一般采用整体示范讲解法;对于较难的生活常规,通常先采用分解示范讲解法,然后进行整体示范讲解,循序渐进地增加学习难度。

②操作法:生活常规教育中最重要的方法,也是养成教育的主要方法。学前儿童通过反复不断的操作练习,才能习惯成自然,把生活常规转变成自觉的行为习惯。

③集中训练与个别指导法:在生活常规教育中,集中训练与个别指导不可分割,必须结合使用。在集体生活中,生活常规是每个儿童都必须遵守的,否则就会给集体带来不良的影响。因此,生活常规知识和技能往往通过集中训练的方法进行传授。由于个体差异的存在,教师必须通过个别指导使每位儿童都能掌握相应生活常规教育的要求。

④随机教育法:利用偶发事件进行及时、灵活的教育。学前儿童年龄小,认知水平低,生活经验少,且个体差异显著,常会出现意外事件。因此,在日常生活中常常需要运用随机教育法进行教育。

2.答:《幼儿园工作规程》第二十六条规定:幼儿园一日活动的组织应动静交替,注重幼儿的直接感知、实际操作和亲身体验,保证幼儿愉快的、有益的自由活动。动静交替原则中的"动"指课堂教学活动的一种活跃状态,"静"则是指课堂教学活动中的相对安静状态,幼儿园一日活动不能一直处于动态,也不能一味安静,以避免疲劳和单调。

一日活动整体安排的动静交替:动态的晨间早操—安静的晨间谈话—动静结合的教学活动和区域活动—动态的户外游戏—安静的餐前活动—午餐—安静的饭后活动—午睡—起床、吃点心、喝水—动态的角色游戏—动态的离园准备,实现动静交替,避免连着几个活动均为活跃状态或安静状态。

四、材料分析题

1.解析:本题主要考查户外活动对幼儿身心发展的影响及在户外活动中应注意的安全问题。

答:(1)虽然材料中某幼儿园小班在户外玩泡泡的活动中,发生了幼儿相撞的意外事故,但户外活动对幼儿保证身心健康的作用是必不可少的;《幼儿园工作规程》第十八条规定,幼儿户外活动时间(包括户外体育活动时间)每天不得少于2小时,寄宿制幼儿园不得少于3小时;所以,幼儿园不能因此而减少或不开展户外活动,值得注意的是在保证幼儿户外活动的同时要加强户外活动意外事故的预防。

(2)从儿童的发展角度看,幼儿户外运动的价值如下:①促进儿童身体的生长发育;②发展儿童的基本动作和技能;③增强儿童对外界环境变化的适应能力;④有利于儿童的身心健康。

(3)教师在户外活动中应从以下几个方面保障幼儿安全:①调整户外活动时间,控制户外活动人数;②合理安排安全的活动场地;③全面了解幼儿的年龄特点、身体发展特点,制订活动计划;④训练幼儿自我保护技能,教师保护与锻炼并重;⑤培养幼儿的规则意识。

2.解析:本题主要考查儿童常见传染病的传播途径及其相应的预防措施。

答:材料中的水痘传染病主要经空气飞沫传播,也可经日常生活接触传播,幼儿园在传染病发生后的处理措施可从以下几个方面入手:

(1)将该幼儿送入儿科传染病室进行隔离治疗,同时执行传染病上报制度,逐级上报。

(2)立即将该幼儿用过的所有物品进行彻底消毒,指导老师对该班进行终末消毒。

(3)要对该班进行严密的医学观察。为了保护易感人群,医学观察期间:①加强晨检工作。②全园加强消毒工作。③自幼儿离园之日起该班须检疫21天,过了检疫期限该班未发现新病人可解除检疫。检疫期间做到不并班、不串班、不搞集体活动、不收新生。④向家长宣传水痘预防知识。⑤该幼儿疾病痊愈后须持医院的健康证明方可入园。

【综合检测】

综合检测一

一、选择题

1.C A选项属于化学性食物中毒,B、D选项属于植物性食物中毒,他们都属于非细菌性食物中毒。

2.D 幼儿园应有一定的绿化带,绿化面积以占全园面积的40%～50%为宜。

3.A B、D选项富含维生素、膳食纤维,C选项富含热能。

4.A 每名幼儿所占活动室的面积应不小于2.5平方米,室内净高不低于3.3米。

5.A 早餐、晚餐的热量分配为25%～30%,午点为10%左右,中餐为35%～40%。

6.A 从安全的角度看,幼儿园的建筑不宜超过2层。

7.C 幼儿园的选址应该是地势平坦、有足够的用地面积、避免受空气和噪声的污染。

8.D 坐北朝南的房间更有利于有充足的日照。

9.B 幼儿膳食每周更换 1 次,符合制订幼儿膳食的原则。

10.C 2016 年最新《幼儿园工作规程》第四章第十八条要求幼儿正餐间隔时间为 3.5~4 小时。

二、名词解释

1.终末消毒:病人隔离后,对其原来的住所进行一次彻底的消毒。

2.化学性食物中毒:由于食物在生长、制备、储存或烹调过程中,被化学物质,如农药等所污染引起的中毒。

三、判断题

1.√ 在执行生活制度时,希望家长能在节假日安排好幼儿的一日生活,饮食、起居有规律。

2.√ 消毒的目的是减少或杀灭外界环境中的病原体,是切断传播途径的重要措施。

3.√ 传染病人隔离后,对他原来的活动场所要进行一次终末消毒,这是传染病发生后应采取的措施。

4.× 人体感染流行性感冒后所获免疫力持续时间较短。

5.√ 幼儿安全用药要求在其服药前,要仔细核对姓名、药名和剂量,切勿拿错药或服药过量。

6.× 在室外遇到雷雨,幼儿不能在大树下避雨,以免被雷击。

7.√ 在幼儿经常出入的通道上,不应该设有台阶,以免幼儿发生意外。

8.× 幼儿良好的卫生习惯对发展幼儿智力、培养良好行为及独立生活能力有积极的促进作用。

9.√ 为了及时发现疾病,于幼儿早晨起床或入园时、中午起床及晚间入睡前(寄宿制幼儿园),均应进行健康情况的观察。重点内容可概括为一问、二摸、三看、四查。

10.× 健康指身体和心理都没有疾病。

11.√ 在户外活动时,教师要对体弱幼儿给予更多的照顾,随天气变化及时增减衣服,有汗及时擦干。

12.√ 幼儿应该在愉快的心情下吃饭,进餐时不要吃"气饭",以免影响食欲和消化。

13.× 幼儿读物的字行间距不宜太近。

14.× 自然采光照度的大小,除与阳光的强弱有关外,主要取决于窗户的大小。

15.× 适宜的椅深应使大腿的后 3/4 置于椅面上。

四、简答题

1.答:①地势平坦;②有足够的用地面积;③避免受空气污染和噪声的影响。

2.答:①遵守幼儿园的安全制度;②遵守交通规则;③懂得"水""火""电"的危险;④不要捡拾小物件。

3.答:①管理传染源;②切断传播途径;③保护易感者。

4.答:①选择食物的种类;②计算数量;③制订食谱;④讲究烹调技术,注意饮食卫生。

五、连线题

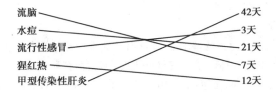

六、材料分析题

解析:本题主要考查幼儿园小班幼儿进餐时饮食习惯的培养以及与营养知识有关的健康教育的

问题。

答:(1)材料中的情形反映出小班幼儿在饮食卫生习惯、食欲,以及生活自理能力方面都需要培养。

(2)改进该现状的工作计划:

第一,教师在进餐环节中要关注并了解幼儿哭闹不肯吃饭的原因,同时通过讲解饭菜的营养与身体的关系来激发食欲,若是体弱儿,应耐心鼓励,对不会使用勺子的幼儿要耐心进行个别指导。

第二,通过设计专门的健康教育活动让幼儿感知良好饮食习惯的重要性,并通过游戏活动练习勺子的使用。

第三,在进餐环节中可播放轻柔的音乐创设愉悦轻松的就餐环境。

第四,加强与家长的沟通合作,共同培养幼儿良好的饮食卫生习惯和生活自理能力。

综合检测二

一、单选题

1.B 婴幼儿养成习惯,到了什么时候就知道干什么,干时轻松、愉快,就是形成了动力定型。

2.B 正确分配食品的数量,合理安排就餐时间是确定膳食制度的两个基本内容。

3.D 保护易感者有非特异性措施(增强幼儿体质;提供合理的膳食;培养个人卫生习惯;搞好环境卫生等)和预防接种。

4.A 幼儿园每班应该有一套基本用房,包括活动室、卧室、盥洗室(兼厕所)、更衣室。

5.B 常见的传播途径有空气飞沫传播、日常生活接触传播等,洗手和保持空气流通就是为了切断传播途径。

6.D 甲型肝炎一般潜伏期是20天,最短潜伏期是15天,最长潜伏期是42天。

7.C 制订幼儿班级生活常规,持之以恒,培养幼儿良好的习惯。

8.B 健康的身体是幼儿身心和谐发展的基础。

9.C 为便于幼儿上下床,床的高度为25厘米,床周围应有栏杆。

10.A 幼儿正确的刷牙方法是顺着牙缝竖着刷,便于清洁牙缝。

二、名词解释

1.幼儿膳食计划:保证合理营养的一种科学管理方法。它包括按照各年龄儿童的营养需要选择食品的种类,计算数量,编制食谱,以及合理烹调。

2.合理的生活日程:根据儿童的年龄特点,将儿童一日生活的主要内容如睡眠、进餐、活动、游戏等每个生活环节的时间、顺序、次数和间隔等给予合理的安排。

三、判断题

1.√ 因为洗厕所用的消毒剂有一定的腐蚀性,浓度太高,就可能腐蚀便槽。

2.× 阳光中的紫外线照射在皮肤上可制造出维生素D,帮助幼儿钙的吸收,也可以杀菌。

3.× 为便于幼儿在活动室内看向远方,窗台距离地面高度可设置为50~60厘米。

4.× 应该是少盐。

5.√ 生豆浆含有皂素、抗胰蛋白酶等有害物质,生豆浆有假沸现象,当加温至80℃左右时即出现泡沫,此时有害物质尚存,不适合饮用。

6.× 容易使幼儿中毒。

7.√ 在组织好婴幼儿一日生活的基础上,才能有效地进行各种教育活动,使婴幼儿获得各种知识、技能,养成良好的生活和行为习惯。合理安排婴幼儿一日生活有利于教育活动的开展。

8.× 题目所述只涵盖了"二摸"的内容,没有涉及一问、三看和四查的内容,不够全面。

9.× 幼儿容易误吞咽塑料袋,或将其套在头上,使口、鼻被紧裹而造成窒息,不适宜给幼儿当玩具。

10.√ 幼儿园食堂的工作人员必须要有健康证才能上岗,工作后每年进行一次体检。

11.× 应不小于1:5～1:6。

12.√ 保教人员要结合日常护理,随时注意儿童有无异常表现。观察的重点是精神、食欲、大小便、睡眠情况。

13.√ 幼儿园中尽量使用无尘粉笔,黑板表面平整,不反光。

14.× 幼儿书包的重量不应该超过其体重的1/10。

15.√ 幼儿常规生活教育的内容:引导幼儿自觉遵守作息时间和生活制度;培养幼儿的生活自理能力,学习生活的基本技能和培养幼儿良好的生活卫生习惯。

四、简答题

1.答:①保护儿童神经系统的正常发育;②保护消化系统的正常功能;③更好地安排教育活动。

2.答:①接受阳光的照射、促进骨骼等的发育有利于幼儿身体的生长发育;②发展幼儿的基本动作和技能;③增强幼儿对冷热的适应能力;④有利于幼儿的身心健康。

3.答:①含优质蛋白质的食物;②富含维生素、无机盐和膳食纤维的食物;③提供热能的食物;④调味品。

4.答:①执行膳食计划所拟订的食品种类和数量,不随意改变;②注意季节变化,冬季多用热量较高的食物,夏季可多用清淡凉爽的食物;③食谱所列的烹调法和食物适合儿童的消化能力;④品种多样化,并能促进食欲;⑤注意观察儿童接受食物的情况,必要时作调整;⑥每周更换食谱。

五、论述题

解析:本题主要考查幼儿园合理的一日生活日程的含义及制订的依据。

答:(1)婴幼儿的一日生活制度,应根据婴幼儿的生理和心理特点,结合教育上的要求和卫生保健原则来制订。

(2)具体如:①考虑年龄特点:应根据婴幼儿的年龄来规定进餐、睡眠、户外活动和作业的时间。如年龄小则睡眠时间长,而每次作业的时间短。

②结合季节作适当调整:夏季,起床早,中午可延长午睡时间,晚上推迟上床时间。冬季,早晨起床晚,可缩短午睡时间。其他主要生活环节也要作适当调整。

③适当考虑家长需要:适当考虑家长接送的需要,并使儿童的家庭生活时间能与托幼机构的生活安排相衔接。

(3)制订幼儿一日生活的日程必须要科学、合理,这对于保护幼儿神经系统的正常发育、保护消化系统的正常功能、更好地安排教育活动等都有重要的意义。

六、材料分析题

解析:本题主要考查根据儿童常见传染病主要传播途径应采取的具体预防措施。

答:(1)第二个措施是恰当的,第一和第三个措施不是很明确。病儿隔离的期限是全部皮疹干燥结痂,对该班学生进行医学观察,如有可疑,立刻隔离,21天后,如果没有发现新的病人,就可以解除检疫,一切恢复正常。

(2)其他措施:

①对于病儿:注意皮肤清洁,剪短指甲以避免抓破水泡继发感染。

②对于其他幼儿:防止病从口入,讲究饮食卫生、个人卫生;工作人员、托幼机构定期进行健康检查;该班不能接受新来的幼儿,该班一日生活制度照常进行,但一切活动都应与其他班严格分开。

【幼儿教师资格证考试真题】

一、单选题

1.D 《幼儿园工作规程》第十八条规定,幼儿园应当制订合理的幼儿一日生活作息制度。正餐间隔时间为3.5～4小时。

2.B 幼儿鼻出血后,大人切勿慌乱,应安慰幼儿安静坐着、头略低,用手指由鼻子外面压迫出血侧的鼻前部5~10分钟,同时用湿毛巾冷敷前额和鼻部。

3.C 《托儿所幼儿园卫生保健工作规范》规定,托幼机构在岗工作人员必须按照《管理办法》规定的项目每年进行一次健康检查。

4.C 一旦遭遇蜂蜇,首先要找到毒刺并取出,然后在蜇伤处涂些液体。黄蜂的毒液呈碱性,可在伤口处涂食醋等弱酸性液体;蜜蜂的毒液呈酸性,可在伤口处涂淡碱水、肥皂水等弱碱性液体,以达到减轻疼痛和消除水肿的目的。若蜇伤后还伴有中毒症状,应立即送医院。

5.A 扭伤初期应将扭伤处垫高,采用冷敷、施压以减轻肿胀,避免扭伤处活动,在伤后48小时内,不可对扭伤处做热敷。一般在1~2天后在扭伤处进行按摩,促进血液循环加速,肿胀消退,有条件的可进行理疗。一般12天后,肿胀与疼痛开始减轻,可以做些轻微活动。

6.B 风疹是由病毒引起的一种常见的急性传染病,主要以春季发病为主,儿童成人均可发病。风疹病的传染源主要有风疹病人、无症状带毒者和先天性风疹患者。风疹的传播途径:①由口、鼻及眼部的分泌物直接传给旁人;②通过呼吸道飞沫散播传染;③孕妇感染风疹后病毒可经胎盘传染胎儿。

7.A 《幼儿园工作规程》规定,幼儿园应当培养幼儿良好的大小便习惯,不得限制幼儿便溺的次数、时间等。因此,教师应允许幼儿按需求自由如厕。

8.B 水痘是由水痘病毒引起的急性传染病,主要发生在婴幼儿和学龄前儿童中,成人发病症状比儿童的更严重,以发热及皮肤和黏膜成批出现周身现红色斑丘疹、疱疹、痂疹为特征,皮疹呈心形分布,主要发生在胸、腹、背,四肢很少。

二、简答题

答:教师在户外活动中应从以下几个方面保障幼儿安全:①调整户外活动时间,控制户外活动人数;②合理安排安全的活动场地;③全面了解幼儿的年龄特点、身体发展特点,制订活动计划;④训练幼儿自我保护技能,教师保护与锻炼并重;⑤培养幼儿的规则意识。

三、论述题

解析:本题主要考查人体大脑皮层活动的镶嵌式活动原则在幼儿园教育活动中的应用。《幼儿园工作规程》第二十六条规定:幼儿园一日活动的组织应动静交替,注重幼儿的直接感知、实际操作和亲身体验,保证幼儿愉快的、有益的自由活动。动静交替原则中的"动"指课堂教学活动的一种活跃状态,"静"则是指课堂教学活动中的相对安静状态,幼儿园一日活动中,不能一直处于动态,也不能一味安静,以避免疲劳和单调。

答:(1)一日活动整体安排的动静交替:动态的晨间早操—安静的晨间谈话—动静结合的教学活动和区域活动—动态的户外游戏—安静的餐前活动—午餐—安静的饭后活动—午睡—起床、吃点心、喝水—动态的角色游戏—动态的离园准备,实现动静交替,避免连着几个活动均为活跃状态或安静状态。

(2)某一具体教学活动的动静交替,户外游戏等状态的活动应该适时安排一些安静的环节。开展以室内集中教育为主的教学活动,老师讲解一段时间后,可以安排提问环节,鼓励幼儿踊跃回答问题。

【水平检测】

水平检测一

一、单选题

1.D 婴幼儿5岁前可能有生理性远视,随着眼球发育,眼球前后距离逐渐变长,一般到5岁左右,就可成为正视。

2.A 骨骼的主要成分是钙和磷,同时需要维生素D帮助其吸收沉淀。

3.D 黑木耳含铁比较高,但不易被人体吸收,动物性食品中的铁人体吸收利用率最高,如猪肝。黑豆含蛋白质比较丰富,牛乳主要补充钙。

4.D　维生素 A 与人的视觉有关,缺乏维生素 A 会引起夜盲症,即晚上视力不好。维生素 D 缺乏影响钙的吸收沉淀;维生素 C 缺乏会致坏血病;维生素 B_2 缺乏会致舌炎。

5.B　三大产热营养素是蛋白质、脂类、碳水化合物。

6.A　四个选项均能导致婴幼儿患肥胖病,但单纯性肥胖病的病因就是吃得多动得少,食动不平衡导致。

7.D　病儿发高烧可采用物理降温法或服退烧药,一般体温降至 38 ℃ 即可不采取措施。

8.C　优质蛋白质能更好满足婴幼儿生长发育需要,其摄入量不应少于总蛋白质的 50%。

9.C　三大产热营养素中碳水化合物是最主要的热能来源,占总热量的 50% 左右。

10.B　塑料袋不适合幼儿玩耍,若幼儿套在头上,容易缺氧,也存在误食危险。

二、名词解释

1.镶嵌式活动原则:当人在从事某一项活动时,只有相应区域的大脑皮质在工作(兴奋),与这项活动无关的区域则处于休息(抑制)状态,这种大脑的活动方式就叫镶嵌式活动原则。

2.蛋白质的互补作用:将几种营养价值较低的植物蛋白质,混合后食用,使混合物所含氨基酸的种类和数量得以取长补短,更符合人体需要,这就是蛋白质的互补作用。

三、判断题

1.√　如父母肥胖,幼儿也易肥胖;孕妇贫血,幼儿易患贫血。

2.√　鼻腔与中耳、眼、鼻窦都有导管相通,如连接鼻腔和中耳的咽鼓管。如果擤鼻涕太用力,就可能将鼻腔细菌通过导管挤到中耳、眼、鼻窦里,引发炎症。

3.√　婴幼儿心脏肌肉薄弱,加强锻炼可以增强肌肉收缩能力,增加血液搏出量,但如果运动量过大,会出现血液供应不足,出现头晕、面色苍白等过度疲劳症状。

4.√　蛋白质具有新生和修补机体组织的重要作用。

5.×　氨基酸是人体需要的成分,非必需氨基酸是人体可以自身合成而不需要通过食物获得的氨基酸。

6.√　维生素 D 主要来源于阳光中紫外线的照射,食物中也有,但不是主要来源。

7.√　小儿时期体内的水分相对成人较多,新陈代谢旺盛,水分蒸发多,如果水的需要量按公斤体重计算,则年龄越小,需要的水分越多。

8.×　若一氧化碳中毒者昏迷不醒,应立即开窗通风,尽快把患者抬离中毒现场,使其呼吸到新鲜空气;若严重者,应立即送医救治。对患者用保暖或受冻等方法帮助患者清醒,都不可取,反而会加重病情。

9.×　应将度数甩至 35 ℃ 以下。

10.×　若幼儿流鼻血,应当头略低,张口呼吸。若仰头,血会流入咽部,将血咽下,可引起恶心、呕吐。另外,虽从鼻孔流出的血很少,但很可能是大量出血。故流鼻血时不应采用仰头止血的方法。

11.×　健康,是指身体和心理健康,因此托幼园所卫生保健工作的根本任务是在集居的条件下保障和促进婴幼儿的身心健康,而不只是身体健康。

12.√　根据《幼儿园工作规程》,幼儿园的工作人员都必须取得健康证。

13.√　婴幼儿时期消化系统的功能发育尚未成熟,消化能力弱,但生长发育迅速,因此要少食多餐。

14.×　为防止幼儿尿床,老师应当在睡眠前提醒幼儿如厕,而不是在睡眠中将其唤醒。

15.√　扁豆中含有的皂素可引起植物性食物中毒,烹调时需要待扁豆中的皂素被破坏,即原有的绿色消失,无生味,才可食用。

四、简答题

1.答:(1)骨骼的特点:①骨骼在生长;②婴幼儿的骨头好比鲜嫩的柳枝;③不良姿势易导致脊柱变形。

(2)肌肉的特点:①肌肉容易疲劳;②大肌肉发育早,小肌肉发育晚。

(3)关节和韧带的特点:①肘关节较松;②脚底的肌肉、韧带还不够结实。

2.答:①食物多样,谷类为主;②多吃新鲜蔬菜和水果;③经常吃适量的鱼、禽、蛋、瘦肉;④每天饮奶,常吃大豆及其制品;⑤膳食清淡少盐,正确选择零食,少喝含糖高的饮料;⑥食量与体力活动要平衡,保证正常体重增长;⑦不挑食、不偏食,培养良好的饮食习惯;⑧吃清洁卫生、未变质的食物。

3.答:①智力发展正常;②情绪稳定,情绪反应适度;③乐于与人交往,人际关系融洽;④行为统一和协调;⑤性格特征良好。

4.答:(1)管理传染源:①熟悉常见传染病的早期症状,早发现传染病病人;②设立隔离室;③做好疫情报告;④根据传染病最长观察期限对接触者进行检疫。

(2)切断传染途径:①搞好环境卫生、饮食卫生和个人卫生;②做好经常性的消毒工作;③传染病发生后要隔离病人;④对病人原住所进行终末消毒。

(3)保护好易感者:①增强儿童体质;②提供合理营养;③培养个人卫生习惯;④搞好环境卫生;⑤完成幼儿的预防接种。

五、连线题

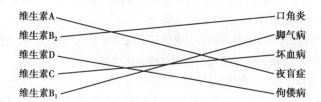

六、材料分析题

解析:本题主要考查婴幼儿耳咽鼓管的特点与保教行为的关系。

答:(1)材料中的小明所患的中耳炎与婴幼儿咽鼓管的结构特点有关:婴幼儿鼻腔与中耳的管道——咽鼓管,与成人相比,既短又宽,还比较平直,擤鼻涕时太用力,就容易把鼻腔里的细菌挤入中耳,导致婴幼儿容易患中耳炎。小明感冒时,鼻腔中有大量的病菌,容易因为擤鼻涕方法不当引发中耳炎。

(2)预防中耳炎,正确的方法是:

①预防上呼吸道感染;

②教会幼儿正确的擤鼻涕方法:轻轻按压住一侧鼻孔,擤完一侧,再擤另一侧,擤时不要太用力,不要把鼻孔全捂上使劲地擤。

水平检测二

一、单选题

1.A 婴幼儿年龄越小,心率越快。

2.D 乳牙共20颗,一般2岁半左右出齐。

3.B 维生素C可以促进三价铁还原成二价铁而利于人体对铁的吸收。

4.D 锌能促进儿童生长,保持正常味觉,促进创伤愈合以及提高机体免疫功能。碘是构成甲状腺素的原料,对机体的正常生长发育有直接影响;铁是合成血红蛋白的重要原料,参与氧的转运、交换和组织呼吸过程;钙在体内有着调节神经兴奋性,促使血液凝固等重要作用。

5.D 脂肪与钙结合形成不溶性的皂化物,使钙自粪便中排出,因此不利于钙的吸收利用。维生素 D、乳糖、蛋白质均有利于钙的吸收利用。

6.C 佝偻病是缺乏维生素 D 导致的骨骼异常疾病,因此母乳喂养、补充鱼肝油、多在户外活动、接受阳光照射均是其预防措施。婴幼儿腹泻的预防需要注意隔离消毒。

7.C 缺铁引起缺铁性贫血、维生素 B_1 缺乏引起脚气病、维生素 C 缺乏引起坏血病。

8.B 图书纸质轻薄,易在翻阅中被幼儿撕毁,纸面闪光则会伤害幼儿眼睛的发育,因此幼儿适宜的图书应该纸张结实,不易被幼儿撕碎;纸面平滑而不闪光。

9.A 传染病患者需要被隔离;易感者需要通过合理营养、良好卫生习惯等方法增强自身免疫力,通过搞好环境卫生切断传染病传播途径,保护易感者。

10.C 幼儿午睡中,教师需要巡视纠正幼儿不良的睡眠习惯、预防意外事件发生,而不是自己也午睡。

二、名词解释

1.营养素:食物中所含的能够维持生命和健康,并促进机体生长发育的化学物质。

2.终末消毒:病人被隔离后,对他原来的住所进行一次彻底的消毒。

三、判断题

1.√ 婴幼儿正常的浅表淋巴结是黄豆大小,可略微活动,按压着不疼;但是发炎后就会变成蚕豆大小,按着比较疼。

2.× 婴幼儿肠胃消化能力较弱,若吃水泡饭、汤泡饭反而影响胃液分泌,更影响胃肠功能。

3.√ 由于婴幼儿大脑皮质功能尚未完善,排尿调节能力差,表现出"无约束"排尿,且次数比较频繁;随着年龄增长,神经系统发育,调节能力增强,逐渐成为"有约束"排尿。

4.√ 腹泻严重者,机体会丢失大量水分和无机盐,极易发生脱水,因此要多补充水分,以防脱水。

5.√ 急性结膜炎是一种传染病,病毒或细菌就存在于病人的眼泪、眼屎中。若病人揉眼后用手接触过的东西,均可带上病毒或细菌。

6.√ 煮沸消毒是托幼机构常用的一种简便、有效的消毒方法。

7.× 传染病接触者的观察期限,应该依据该传染病的最长潜伏期而定。

8.√ 如夏季和温暖的春秋季节,无大风时,可敞开窗户;冬季则一般不敞开窗户,而是利用通风小窗换气。

9.√ 接种疫苗,可使幼儿获得对该种疾病的抗体,获得免疫力。百白破制剂是百日咳、白喉和破伤风三种混合疫苗的简称。

10.√ 一般小虫喜欢有光线的地方,故可以利用强光将其诱出外耳道。

11.√ 婴幼儿热能消耗共有 5 种,其中生长发育所需的热能消耗是其特有的,生长速度越快,所需热能越多。

12.× 粮谷类的麸皮及糠中维生素 B_1 含量较高,若精细加工则会损失较多,故未加工的杂粮维生素 B_1 含量较精细加工的高。

13.√ 不能被人体消化吸收的多糖类总称为膳食纤维,是碳水化合物的一种组成。

14.√ 维生素 A 是脂溶性维生素,胡萝卜炒着吃,其中的维生素 A 能更多地被吸收。

15.× 幼儿的饮食偏好应当尊重,但若发现幼儿偏、挑食严重,教师也应适时介入,耐心诱导幼儿摄入均衡营养。

四、简答题

1.答:①乳牙萌出;②口腔浅,会流涎;③婴儿可能漾奶;④容易发生脱肛。

2.答：①增强体质,提高对环境冷热变化的适应能力;②季节变换之时,应注意小儿的冷热,随时增减衣服;③保持幼儿活动室、卧室空气新鲜;④合理安排幼儿的一日生活,提供平衡的膳食;⑤冬春季,少去人多的公共场所;⑥教会幼儿洗手的方法,勤洗手。

3.答：一问,二摸,三看,四查,即：①幼儿入园时,询问有无不舒服,有无传染病接触史;②摸幼儿额部、手心是否发烫,摸腮腺及淋巴结有无肿大;③观察幼儿的精神、咽、口腔、眼和皮肤等有无异常;④检查幼儿口袋里有无不安全的东西,如小刀、弹弓、别针等。

4.答：①基础代谢所需;②生长发育所需;③活动所需;④食物特殊动力作用所需;⑤排泄物中丢失的热能。

五、连线题

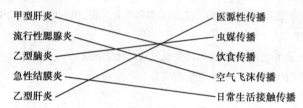

甲型肝炎 —— 医源性传播
流行性腮腺炎 —— 虫媒传播
乙型脑炎 —— 饮食传播
急性结膜炎 —— 空气飞沫传播
乙型肝炎 —— 日常生活接触传播

六、材料分析题

解析：本题主要考查幼儿眼睛的特点、引起弱视的原因以及与保教行为的关系。

答：(1)材料中提到的小明"在看书、看电视时总是爱歪着看",说明小明眼睛已经有斜视。斜视会使幼儿产生复视,这种视觉紊乱使人极不舒服。为排除这种紊乱,大脑就会抑制来自偏斜眼的视觉冲动,长此以往,斜视就会变成弱视。婴幼儿的眼睛处于发育时期,眼睛的特点有：①5岁以前可以有生理性远视;②晶状体有较好的弹性;③可能出现倒视。

(2)托幼机构帮助幼儿保护好眼睛,需要从以下几方面入手：

①定期给幼儿测查视力,关注幼儿的生活举动,以便及时发现异常,及时矫治;②教育幼儿养成良好的用眼习惯,有保护眼睛的意识。如不在阳光直射或过暗处看书、画画;不要躺着看书;集中用眼后,应望远或去户外活动;③为儿童提供良好的采光条件,以及适合身材的桌椅;④要提供字体大、字迹、图案清晰的幼儿读物;⑤教育幼儿避免眼外伤,如不玩有危险的物品,不扬沙土玩;⑥教育幼儿不用手揉眼睛,毛巾、手绢要专用。

水平检测三

一、单选题

1.D 脊柱生理性弯曲,在人体做走、跑、跳等运动时,使人体具有弹性,可以缓冲从脚下传来的震动,以保护内脏。

2.D 幼儿咽鼓管与成人相比,既宽又平、直、短。

3.C 脂肪中的不饱和脂肪酸的营养价值较高,饱和脂肪酸的价值较低。植物油中含的不饱和脂肪酸较多,只有椰子油例外,其饱和脂肪酸高达92%。

4.A 99%的钙都存在于骨骼和牙齿中,1%存在于血液和细胞外液中,在体内有着调节神经兴奋性、促使血液凝固等重要作用。

5.A 三大产热营养素是蛋白质、脂类和碳水化合物。

6.B 非必需氨基酸是指人体需要,但在体内可以合成或可由别的氨基酸转化而成的氨基酸。

7.B 碘是合成甲状腺素的原料,直接影响幼儿的生长发育,最严重的后果就是智残。

8.A 佝偻病是缺乏维生素D,导致体内的钙、磷不能被吸收,造成骨骼发育障碍的一种病。

9.A 治疗弱视的最佳年龄阶段为学龄前期。随着年龄增长,治愈的可能性逐渐减少。

10.D 幼儿书包的重量不应超过其体重的1/10，否则容易造成斜肩等脊柱变形。

二、名词解释

1.牵拉肘：一种常见的肘关节损伤，是指当幼儿肘部处于伸直位置时，若被猛力拉扯，就可能造成的关节脱白。

2.传染病：由病原体引起的，能在人与人、动物与动物或人与动物之间相互传染的疾病。

三、判断题

1.√ 煮沸消毒法，要严格按照规定时间操作，一般消灭细菌需煮沸10分钟，消灭病毒需煮沸20分钟，消灭细菌芽孢需煮沸90分钟。

2.√ 幼儿在生长发育时期需要9种"必需氨基酸"，成人需要8种。

3.√ 幼儿园的绿化面积应占全园土地面积的40%~50%为宜。

4.× 拔河不适合在幼儿园开展，因幼儿肌肉容易疲劳，缺乏耐力，同时拔河较多地使用单一肌肉，不利于幼儿全身得到锻炼。

5.√ 婴幼儿各生理系统发育不均衡，神经系统和淋巴系统最先发育，尤其是淋巴系统的发育在幼儿期最为迅速，到青春期逐渐萎缩。

6.√ 若幼儿突发惊厥，病儿应侧卧，松开衣扣、裤带，有利于病儿气道畅通，利于呼吸；重压人中穴，能帮助其苏醒。

7.√ 谷类是人们一日三餐不可缺少的食物，可提供的主要营养成分是碳水化合物。

8.× 出现瘀斑，且牙龈等多处出血是坏血病的症状，应补充维生素C。

9.× 缺铁会引起缺铁性贫血，缺钙会引起手足抽搐症。

10.√ 病原微生物刺激人体后，机体产生一种具有抗御作用的特异性的蛋白质，这种蛋白质叫抗体。

11.√ 对于溺水幼儿，若心跳、呼吸停止应就地进行胸外心脏挤压和口对口呼吸。

12.√ 若幼儿在3岁以后仍经常在白天不能控制排尿或不能在睡觉时醒来自觉地排尿，在排除了躯体疾病的原因之后，则称为功能性遗尿症。

13.× 《幼儿园工作规程》规定，每日户外活动时间不少于2小时。

14.× 幼儿园楼梯坡度不宜大于30度。

15.× 早餐的热量分配为25%~30%，中餐为35%~40%。

四、简答题

1.答：①冬天注意头部保暖，预防耳郭生冻疮；②洗头时，避免污水流入外耳道；③不用发卡、火柴棍等给婴幼儿掏耳屎；④教会幼儿擤鼻涕；⑤减少环境噪声。

2.答：①粗细粮搭配；②米面搭配；③荤素搭配；④谷类与豆类搭配；⑤蔬菜五色搭配；⑥干稀搭配。

3.答：①坚持执行；②保教结合；③家、园同步；④个别照顾；⑤培养良好的卫生习惯。

4.答：蛋白质、碳水化合物、脂类、维生素、矿物质、水。

五、连线题

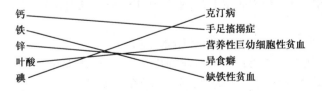

六、材料分析题

本题考查根据儿童常见传染病的传播途径应采取的预防措施。根据手足口病的传播途径和病因给出预防措施即可。

答:(1)材料中的手足口病是由柯萨奇病毒引起的疱疹性传染病,患儿的水疱液、咽分泌物中均可带有病毒。因此赞同该园老师的处理方式。发现传染病患儿后,老师"立即隔离患儿"并"通知家长接回幼儿",对传染源进行了有效管理。作为园长,还应立即向卫生防疫部门报告,同时对原班幼儿按照最长观察期限做好检疫和消毒工作。

(2)手足口病是一种由肠道病毒引起的传染病,因此预防手足口病的措施有:①勤洗手:教会幼儿正确的洗手方法,并要在饭前便后、户外活动后洗手;②吃熟食:生食中可能存有细菌,要将食物煮熟后再吃;③喝开水:每日保证足够的饮水量,防止病毒入侵,帮助排毒;④勤通风:室内要经常开窗通风,加强空气流通;⑤晒衣被:将幼儿衣被在阳光下暴晒;⑥煮餐具:餐具每日严格消毒,以防相互传染。

水平检测四

一、单选题

1.A "视而不见,听而不闻"属于大脑皮质的优势原则。

2.C 幼儿脑细胞耗氧量较成人高,占全身耗氧量的50%。

3.C 碳水化合物是主要的热能来源,所供给热能占50%左右。

4.D 菠菜、苋菜含钙量丰富,但其中含有大量草酸,草酸和钙会形成不溶性草酸钙,不利于钙的吸收,并不是摄入钙的理想食物来源。

5.D 属于水溶性维生素的是维生素 B_1、维生素 B_2、维生素 C。维生素 A、D、E 都是脂溶性维生素。

6.B 餐具不洁是感染性腹泻的常见病因。

7.D 流行性乙型脑炎是经虫媒传播的一种传染病。

8.D 走廊通道不能堆放闲置物品,会影响幼儿通行,同时易滋生细菌病毒。

9.C 如厕时教会幼儿便后擦屁股要由前往后擦,若是由后往前擦,容易将细菌带到尿道、阴道口,引发感染。

10.B 所占面积不应小于 2.5 平方米。

二、名词解释

1.发育:人体的生理功能的分化和不断完善,以及体力、智力和心理的发展。

2.上行性泌尿道感染:细菌经尿道上行,到达膀胱、肾脏,所引起的感染。

三、判断题

1.√ 白色易于反光,天花板刷成白色,利于改善采光条件。

2.× 光线应来自左侧,若来自右侧,读书写字时容易有阴影。

3.× 消毒剂让幼儿接触有安全隐患,可让幼儿拿盆或抹布。

4.√ 检疫期间要与其他班严格分开,避免传染。

5.× 进餐前应组织安静的活动,老鹰捉小鸡体育游戏容易使幼儿兴奋,不利于进食。

6.× 不应提供椰子油,因椰子油中饱和脂肪酸的含量更高。应多提供鱼类脂肪、豆油、芝麻油等。

7.× 肋骨骨折后若用布带固定,会让病儿呼吸困难,加重疼痛,故不宜用布带固定。

8.√ 健康携带者是指无该病临床症状,过去未患过该病,而能排出病原体的人,只能用实验室方法检出病原体。

9.× 乳牙患龋齿若不立即处理,会影响恒牙的正常萌出。

10.√ 幼儿若肥胖,站立时会增加脚底韧带的压力,久而久之容易导致扁平足。

11.× 佝偻病是缺乏维生素 D 所致,维生素 A 缺乏会导致夜盲症。

12.√ 新生儿肺炎症状不同于稍大的幼儿,不会表现出咳嗽、发热,而仅仅是呛奶、吐泡泡、口周发青的症状。

13.× 大米中含有维生素 B_1,若反复搓洗,易导致维生素 B_1 大量流失。

14.√ 神经系统所需能量主要依靠糖类(即碳水化合物)供应。

15.× 若大声训斥会让幼儿认为性器官不健康,可以巧妙地用玩具、讲故事、做游戏吸引其注意力。

四、简答题

1.答:①呼吸频率快;②声带不够坚韧;③鼻咽部的细菌易侵入中耳。

2.答:①符合幼儿营养的需要;②适合幼儿消化能力;③食物能促进食欲;④讲究卫生。

3.答:①注意口腔卫生;②合理营养,多晒太阳,使牙釉质正常钙化,增强抗酸能力;③预防牙齿排列不齐;④若发现龋齿,要及早治疗。

4.答:(1)生物因素:①遗传因素;②先天的非遗传因素;③后天的脑损伤。

(2)心理因素:①动机;②情绪;③自我意识。

(3)社会因素:①家庭;②托幼机构;③社会。

五、连线题

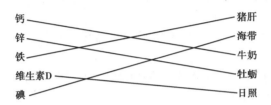

六、材料分析题

解析:本题主要考查从多角度分析引起幼儿园安全事故的原因以及应采取的安全预防措施。

答:(1)材料中的安全事故发生的原因是没有做好安全措施。材料1中的值班教工"擅自离开"工作场所,火灾发生时无人灭火、幼儿无人救助,导致幼儿全部死亡。材料2中托幼机构没有管理好危险物品,放在了幼儿能拿到的地方,小朋友"无意中拿到"危险物品,最终导致敏敏受伤。两个材料中的安全事故的发生均是因为托幼机构没有做好安全管理。

(2)托幼机构应该做好四个方面的安全措施:

1)组织好幼儿的活动:①要合理配备足量的保教人员;②应组织好幼儿的各种活动,全面细致地照顾幼儿,不得擅离职守;③建立幼儿接送制度,组织活动时及时清点人数,防止幼儿走失。

2)管理场地、房舍的安全:①托幼机构场地设计要符合幼儿安全要求;②室内棱角应做成圆角或包上防撞条;③定期检修,确保安全。

3)管理设施设备的安全:①托幼机构电器设备要安放在幼儿触摸不到的地方;②室内家具要牢固,没有尖角和裂缝;③暖瓶、刀、剪等用具应放在幼儿拿不到的地方;④幼儿运动器械要定期检修。

4)管理好药品、有毒物品:①建立严格的药品保管制度;②仔细核对给幼儿的用药;③妥善保管消毒剂和杀虫剂等有毒物品;④妥善保管化妆品。

水平检测五

一、单选题

1.D 与成人相比,婴幼儿的骨骼中有机物较多,无机物较少。有机物赋予骨骼弹性,无机物赋予骨骼硬度,因此婴幼儿骨骼弹性大,硬度小。

2.A 幼儿大脑发育未完善,可能出现倒视。

3.B 根据题干中"能提供热能",可排除D答案。蛋白质能新生和修补机体组织,调节生理功能、免疫机能和提供热能;脂肪能提供热能、减少体热散失、促进脂溶性维生素吸收、产生饱腹感和保护脏器;碳水化合物主要提供热能,还具有解毒作用。

4.B 蛋白质分解后是氨基酸。磷脂是脂肪的构成,乳糖和纤维素是碳水化合物的构成。

5.C 多不饱和脂肪酸的营养价值最高,能变为 DHA,又称脑黄金。

6.A 挫伤、扭伤后,在损伤的急性期(24 小时内)多伴随毛细血管破裂,若是立即按摩或贴上活血化瘀的膏药,则会加速局部血液循环,加重肿胀疼痛。应该先冷敷,使局部血管收缩,减少出血。待 24~48 小时后再热敷,接着再涂上红花油进行按摩,然后贴上膏药,可促进血液循环,有助伤处恢复。

7.A 水痘主要发生在冬春季节。

8.B 酒精不是常用的消毒剂。

9.C 《托儿所幼儿园卫生保健工作规范》规定:"儿童离开托幼机构 3 个月以上应当进行健康检查后方可再次入托幼机构。"

10.D 转园幼儿持原托幼机构提供的"儿童转园(所)健康证明""儿童保健手册"可直接转园。"儿童转园(所)健康证明"有效期 3 个月,若超出 3 个月,则需重新体检后才可入新园。

二、名词解释

1.优势原则:人们学习和工作的效率与有关的大脑皮质区域是否处于优势兴奋状态有关。兴趣能促使大脑皮质"优势兴奋状态"的形成,提高学习效率。

2.必须氨基酸:人体内不能合成,必须靠食物提供的氨基酸。

三、判断题

1.√ 百日咳的典型症状是阵发性咳嗽,还有鸡啼样吸气性吼声,低龄儿会表现出面色青紫、憋气,严重的患儿会发生抽搐,危及生命。

2.√ 脊柱的四道生理性弯曲,骶曲出生就有,颈曲随着抬头形成,胸曲随着幼儿会坐形成、腰曲随着幼儿站立逐渐形成。

3.√ 婴幼儿在生长发育时,部分骨骼会逐渐愈合在一起。如婴幼儿尾骨共有 4~5 块,长大后合成 1 块。幼儿的髋骨分成 6 块骨骼,成人则合并成 2 块。因此,婴幼儿骨骼数量比成人多。

4.× 睡眠不足会影响生长激素分泌。

5.× "望梅止渴"是后天经过不断的强化刺激形成的反射,属于条件反射。

6.× 预防接种后获得的是人工自动免疫。人工被动免疫是指注射丙种球蛋白等获得抗体的方式。

7.√ 糖类即碳水化合物,主要来源于谷类和根茎类食物。

8.√ 催吐可以帮助大部分毒物的快速排出。

9.× 腿无力等症状是脚气病,系缺乏维生素 B_1 所致,缺乏维生素 B_2 会得口角炎及舌炎。

10.√ 菠菜、韭菜等蔬菜富含维生素 B_1,属于水溶性维生素,在烹调中易被损失,因此要现切现洗、急火快炒。

11.√ 托幼机构应根据膳食计划制订带量食谱,1 周更换一次。

12.√ 学龄前儿童每日饮水量为 1 000~1 200 毫升。

13.× 烫伤后的水泡若被挑破,容易发生感染。

14.× 水痘患儿,应隔离至全部皮疹干燥结痂。

15.√ 《幼儿园工作规程》规定,寄宿制幼儿户外活动的时间,正常情况下每天不得少于 3 小时。

四、简答题

1.答:(1)遗传因素;

(2)后天因素:①营养;②体格锻炼;③生活安排;④疾病。

(3)其他因素:①家庭人口;②季节;③污染。

2.答:①教育幼儿按时定位进食,食前有准备;②教育幼儿饮食定量,控制零食;③教育幼儿不偏食;④教育幼儿注意饮食卫生和就餐礼貌。

3.答:①防止病从口入,讲究饮食卫生、个人卫生;②做好日常的消毒工作;③预防接种按严格的消毒要求操作;④工作人员、托幼机构定期进行健康检查;⑤早发现、早隔离病人。

4.答:(1)保护幼儿神经系统的正常发育:①形成动力定型;②保证劳逸结合;③保证睡眠时间。

(2)保护消化系统的正常功能。

(3)更好地安排教育活动。

五、论述题

解析:题目中涉及的幼儿身心发展特点包括:幼儿正处于生长发育的阶段,生理上表现出柔弱且需要保护的特点;但心理上却对世界充满好奇,想要探索,预防危险的意识不够。幼儿在入园离园路途中也存在危险。针对这些特点和安全隐患,托幼园所需要对幼儿开展以下安全教育工作:

答:(1)遵守幼儿园的安全制度。要教育幼儿不得随意离开自己所在的班,有事必须得到老师的允许才能离开。遵守出入活动室及上下楼梯的秩序,不要拥挤。运动、游戏时遵守规则。不做有危险的活动或游戏等,如从高处往硬地面跳。

(2)遵守交通规则。教育幼儿不在马路上玩耍,遵守公共交通规则,如过马路时走人行横道线等。

(3)懂得"水""火""电"的危险。教育幼儿在距水边较近的地方玩耍时要注意安全,不要独自下河洗澡。教育幼儿不玩火,不摆弄电器,雷雨天在室外时不可在大树下避雨等。

(4)不要捡拾小物件。教育幼儿不要捡拾小物件,更不能将小物件放入口、鼻、耳中。

六、材料分析题

解析:本题主要考查幼儿园集体儿童膳食,包括幼儿膳食计划、合理的膳食制度、严防食物中毒等相关内容。材料中幼儿园因"食堂卫生问题"爆发细菌性痢疾,主要与膳食计划中的饮食卫生制度有关。具体对集体儿童膳食理论的分析和对策如下:

答:(1)幼儿园集体儿童膳食的配制应适合幼儿的年龄特点,提供合理的平衡膳食,以保证幼儿健康成长。涉及的具体工作有:制订营养平衡的食谱,定期计算幼儿进食量和营养素摄取量,进行营养评价,以及进行烹调指导和卫生监督等。问题幼儿园主要是食堂卫生管理、监督不到位,导致"该园200名幼儿爆发细菌性痢疾",对幼儿造成了严重伤害。

(2)材料中幼儿的"细菌性痢疾",属于细菌性中毒,是因为病原菌污染了食物,在夏季容易发生。其主要污染途径有:①操作中生食、熟食使用同一切菜板、刀具。②在制作和供应食品时,经手将细菌带到食品上。特别是炊事员患病,或为带菌者。③苍蝇、老鼠等将病原菌带到食品或炊具上。④熟食放在冰箱内,被生肉上的血或污物污染。

因此,问题幼儿园的食堂卫生管理,可以从以下几方面进行:①注意幼儿的饮食卫生。幼儿进餐前应洗手,保教老师在开饭前应洗手。②注意炊事人员的个人卫生。托幼机构做好炊事员每日晨检,防止炊事员带病带菌工作,做饭前炊事员要洗手消毒。③注意厨房卫生。生熟食要分开存储,厨房生熟食工具分开使用,饭桌和餐具、食堂用具应严格消毒,符合卫生要求。④加强食堂卫生监管、巡查。严格执行相关人员每年健康体检,持证上岗。园长或相关负责人要定期检查,以及不定期抽查采购食材、食品保质期、清洗消毒等情况。

水平检测六

一、单选题

1.C 新生儿每分钟呼吸次数为40~44次。

2.D 幼儿肌肉水分多,蛋白质含量少,容易疲劳,不适合长时间运动(如长跑),也不适合开展单一肌肉的活动(如拔河),拔河还可能造成肘关节脱臼。

3.B 幼儿在运动后,心脏肌肉收缩加强,心跳会加快,不适合测脉搏,应在安静状态下测。阅读、饮水、如厕都是相对安静的活动。

4.A 人体的消化系统包括消化道和消化腺。消化道包括口腔、咽、食道、胃、小肠、大肠和肛门;消化腺包括唾液腺、肝脏、胰腺、胃腺和肠腺。蛋白质开始消化的部位是胃,在胃蛋白酶的作用下,蛋白质被初步消化成多肽。然后再在小肠中肠液和胰液中酶的作用下最终被彻底消化成氨基酸。

5.B　维生素 A 与人体正常视觉、上皮细胞的正常形成有密切关系;维生素 D 具有抗佝偻病的作用;维生素 C 有益于伤口止血,促进铁的吸收以及增强免疫力。

6.A　锌对持正常味觉,促进创伤愈合有重要作用,而牡蛎中含锌量较高,其余的都比较低。

7.B　手足口病主要发生在夏秋季。

8.C　幼儿每日户外活动要不低于 2 小时,可采用班级交替的方式到户外,但不能取消户外活动。

9.B　根据《中华人民共和国传染病防治法》《手足口病预防控制指南》,一周内累计出现 10 例及以上或三个班级分别出现 2 例及以上病例时,建议托幼机构停课 10 天。

10.B　《幼儿园工作规程》规定,正常情况下,每日户外体育活动不得少于 1 小时。

二、名词解释

1.健康:身体、心理和社会适应的健全状态,而不只是没有疾病或虚弱现象。

2.基础代谢:人体在清醒、安静、空腹情况下,于 18~25 ℃环境温度中,维持生命基本活动所需的最低热量。

三、判断题

1.√　红细胞是血液中起运输作用的血细胞。

2.√　有伤口时,若先固定就不容易包扎止血,因此要先包扎止血再固定。

3.×　硬吞食物可能将喉内异物推向深处,有扎破大血管的危险,应立即去医院处理。

4.×　发现鼻腔异物时,若自行用镊子夹出,可能会将异物捅往深处,有落入气管的危险。若幼儿将纽扣塞进一侧鼻孔,可先按住另一侧鼻孔擤鼻,若不能排出,应立即就医。

5.√　冲:立刻用冷水冲洗;脱:脱掉着火或沾水的衣物;泡:将烧伤或烫伤的肢体泡于冷水中至不感觉到疼痛;盖:用干净棉布盖住伤口防止感染;送:及时送医院进行处理。

6.×　动脉血含氧丰富,颜色鲜红,静脉血颜色暗红。

7.√　开阔地方坠落物最少,可以减少伤害。

8.√　《幼儿园工作规程》规定:正餐间隔时间为 3.5~4 小时。

9.√　体重变化较快,故每季度量体重一次,每半年测身高、视力一次。

10.√　相比成人,3~6 岁幼儿运动量较大,每日肉类摄入量较 1~3 岁幼儿有所增加,为 50~100 g。

11.√　幼儿尿道短,尤其是女孩尿道更短,仅为 1~2 厘米,若不注意清洁卫生,尿道口被细菌感染,易引起上行性泌尿道感染。

12.×　豆类中含的蛋白质也为营养价值较高的优质蛋白质。

13.×　碘是合成甲状腺激素的原料,缺碘才会引起"呆小症"。

14.×　幼儿每顿饭用时 20~30 分钟为宜,若组织吃饭比赛,会导致幼儿不细嚼慢咽,易出现消化不良。

15.×　若患病时忌口,会导致身体营养缺乏,反而不利于身体恢复,还易引起其他疾病。幼儿患病时应当吃清淡、易消化且营养丰富的食物。

四、简答题

1.答:①保证充足的营养和阳光;②给予适宜的刺激,促进牙齿生长;③避免牙齿受外伤;④经常漱口和刷牙,保持口腔清洁。

2.答:①进餐前可组织幼儿安静做游戏,不做剧烈活动;②进餐要定时;③要掌握每名幼儿的进餐情况;④幼儿吃饭用时为 20~30 分钟,既不催促,也不放任;⑤耐心诱导幼儿尝试多样化食物。

3.答:①空气飞沫传播;②饮食传播;③虫媒传播;④日常生活接触传播;⑤医源性传播;⑥母婴传播。

4.答:(1)饮食管理:①不宜使体重骤然减轻;②要满足小儿基本的营养需要;③补充体积大而供热能少的食物;④长期坚持。

(2)增加运动量。

(3)因内分泌功能失调所致肥胖,可针对病因进行治疗。

(4)因精神因素、心理异常所致肥胖,应进行心理治疗。

五、论述题

解析:本题主要涉及幼儿晨、午、晚间检查的内容和方法,以便了解幼儿健康状况,防止传染病患儿入园,以及排查幼儿是否携带不安全物品。因此,检查应该全面,主要有以下几方面内容:

答:为了及时发现疾病,排除安全隐患,托幼机构晨、午、晚间要进行健康情况的观察,重点内容可概括为:一问、二摸、三看、四查,具体为:

(1)幼儿入园时,询问有无不舒服,有无传染病接触史;

(2)摸幼儿额部、手心是否发烫,摸腮腺及淋巴结有无肿大;

(3)观察幼儿的精神、咽、口腔、眼和皮肤等有无异常;

(4)检查幼儿口袋里有无不安全的东西,如小刀、弹弓、别针等;

(5)若检查中发现幼儿身体不适,应测体温,发现可疑传染病患者,应隔离观察并通知家长。

六、材料分析题

解析:本题主要考查针对个别幼儿午睡活动的特殊表现,从多角度因人施教的保教行为。

答:(1)赞同教师的做法。教师在幼儿午睡时,来回巡视,注意到周佳宇的午睡情况,发现佳宇"在被窝里认认真真地玩棉线"。老师没有责备佳宇,而是抓住时机,利用佳宇"喜欢棉线"的特点,及时诱导"老师家有五颜六色的线,明天拿来送给你",提出要求"现在要睡觉",帮助幼儿顺利入眠。

(2)如果我是老师,会采取以下措施:

①提高幼儿的认识。在幼儿园经常与佳宇单独谈话,让她明白中午睡觉有利于生长发育,积极鼓励她睡觉,并适时地表扬她。

②与家长取得共识。对幼儿的教育要靠家庭、社会的支持,我会告知佳宇父母她在园的午睡情况,与他们交换意见,让他们意识到孩子午睡的重要性,并请他们配合教师,在家中也让幼儿中午时睡觉,养成爱睡午觉的好习惯。

水平检测七

一、单选题

1.D 年龄越小呼吸越快,新生儿每分钟呼吸次数为40~44次,0~1岁约为30次,2~3岁约为24次,4~7岁约为22次。

2.D 遗传是个体发展的基础,因此导致幼儿生长发育差异性的物质基础是遗传差异。

3.D 幼儿虽然新陈代谢旺盛,但心肌薄弱,每次血液搏出量少,加上血管较成人管径粗、管壁薄等原因,血压较成人低。

4.C 幼儿大脑皮质发育不完善,易兴奋、不易抑制,表现为自控力差,同时易疲劳,注意力不容易集中且难持久。

5.D 生长发育所需是幼儿所特有的热能消耗,且与其生长的快慢成正比。其余均为幼儿和成人共有的热能消耗所需。

6.D 维生素A中毒、饮食习惯不良、胃肠道疾病均易导致食欲不振。

7.B 手足口、流行性乙型脑炎多发于夏秋季。

8.C 使用物理降温退烧,冷敷至体温降至38 ℃以下即可。

9.D 地震时会有很多坠落物和灰尘,要保护头部和呼吸道;卫生间空间狭小,楼板不会掉下来,可

;避开最大伤害;阳台没有支撑物,最易垮塌,要远离;地震时电梯会自动断电,不能坐电梯。

10.C 手足口病是由肠道病毒感染引起的一种常见传染病。

二、名词解释

1.膳食计划:保证合理营养的一种科学管理方法,包括按照各年龄儿童的营养需要选择食品的种类;计算数量,编制食谱,以及合理烹调。

2.龋齿:残留在牙齿上的食物,在口腔内细菌的作用下产生酸,酸把牙齿表面的牙釉质腐蚀成了龋洞。

三、判断题

1.√ 出生前半年至出生后一年是脑细胞数目增长的重要阶段。

2.× 在神经系统中,脑的新陈代谢需要氧的参与,幼儿大脑正在迅速发育,因此耗氧量相对成人更高,为全身耗氧量的50%,而成人仅为20%。

3.× 生长激素的分泌影响幼儿个子生长,不足会导致个子矮小,成年后不超过130厘米,智力一般正常,称为"侏儒症"。而甲状腺分泌的甲状腺激素,影响生长发育和智力发展,严重不足会导致"呆小症",表现出聋、哑、矮、傻。

4.√ 碳水化合物也叫糖类,是为人体提供热能的最主要营养素。

5.√ 用干净纱布止血、用酒精消毒,可防止受伤部位细菌感染。

6.√ 各类营养素的摄入都需要,但不能过量,否则容易中毒。

7.√ 乳类含铁极少,因此要补充铁,而肝类含铁丰富且易吸收,因此可多吃肝泥类辅食。

8.√ 新鲜蔬菜水果含丰富的维生素C,可以帮助铁被人体吸收。

9.× 跌伤后若立即按揉,会导致毛细血管破裂。应该用手掌压迫5分钟,压迫面积要大于受伤面积,能直接减少出血。

10.√ 如果抓挠受伤处就可能引发感染。

11.√ 平整、无裂缝,又不反光的黑板,不会造成幼儿阅读困难,影响眼睛的正常发育。

12.√ 支气管异物的症状表现为呛咳、吸气性呼吸困难。如异物较大,嵌于气管分叉处,将导致吸气和呼气困难。

13.√ 活动时间安排需要有稳定性与灵活性。

14.× 《托儿所幼儿园卫生保健工作规范》规定托幼儿园工作人员要每年接受全面健康检查一次。

15.√ 生活日程中重要的目的是习惯的培养,让孩子养成良好常规。

四、简答题

1.答:①提倡合理喂养;②注意饮食卫生;③隔离消毒。

2.答:①救上岸后,迅速清除溺水者口鼻内的淤泥、杂草,松解内衣、裤带;②使溺水者头朝下,并按压其腹、背部将其口、咽及气管内的水控出;③检查溺水者呼吸心跳情况,并根据需要做心肺复苏。

3.答:①保证户外活动时间不少于2个小时;②要及时清点幼儿人数,不擅自离开;③对体弱儿要多给予照顾,及时帮其增减衣服、擦干汗水;④注意活动场所地面、大型玩具等的安全。

4.答:①让孩子多在户外活动,运动和阳光是长骨骼的"营养素";②教育孩子坐有坐相、站有站相,预防脊柱变形;③勿猛力牵拉孩子的手臂,以防伤着肘关节;④为促进脚弓的形成应进行适度的运动。

五、论述题

解析:本题主要考查传染病发生和流行的三个环节与传染病预防的关系和具体预防措施。根据传染病暴发离不开传染源、传播途径及易感者这三个环节,要防止传染病的发生和流行,需要从以下三个环节的管理着手。

答:(1)管理传染源。

①尽早发现传染病病人。托幼机构的保健员、保育员和其他教养人员应熟悉小儿常见传染病的早期症状,以便及早发现疫情。托幼机构还应设立隔离室,如有疑似传染病患儿,应隔离并立即通知家长。确定传染病诊断后,还应及时向卫生防疫部门报告。

②对传染病接触者要进行医学检疫。要按该传染病的最长潜伏期确定传染病接触者或班级的医学观察期限。该班接受检疫期间,不接受新来幼儿,但其生活制度应照常进行,只是要注意与其他班级严格分开。

(2)切断传染途径。

①做好经常性的预防措施。托幼机构要搞好环境卫生、饮食卫生,教育幼儿做好个人卫生。并要做好经常性的消毒工作,如每日的设备设施及活动室消毒。

②发生传染病后应采取相应措施。将传染病患者隔离后,要对其住所和用具进行彻底的消毒,并对传染病接触者实行检疫。

(3)保护好易感幼儿:①加强户外活动,锻炼幼儿体质;②做好膳食计划,为幼儿提供合理营养;③培养幼儿良好的个人卫生习惯;④做好园内环境卫生;⑤配合卫生防疫部门,完成幼儿计划免疫工作。

六、材料分析题

解析:本题主要考查食物中所含的主要营养素的生理功能以及幼儿每日所需的几大类食物。出现便秘的原因有很多,与饮食有关的是膳食中精细食物过多,缺乏膳食纤维等帮助肠道蠕动的绿叶蔬菜或水果,饮水量不足。上午活动时头晕,可能是早餐摄入的营养不足。根据材料可知,需要增加丁丁食谱缺乏的食品种类,具体分析和策略如下:

答:(1)丁丁的食谱中虽然有蔬菜,如黄瓜、冬瓜,却没有含膳食纤维丰富的绿叶蔬菜。点心时间喝橙汁,缺了通便高手果胶的摄入。主食是白面馒头、大米饭等细粮,热量摄入过多,不利于肠胃蠕动。丁丁的食谱中缺乏富含膳食纤维等帮助肠道蠕动的食物,因此容易便秘。

丁丁上午活动时容易头晕,跟早餐有极大关系。学龄前期的幼儿处在生长发育期,合理安排早餐十分必要。早餐供能占全天能量的30%,应注重补充丰富的优质蛋白质和钙质。早餐应以主食为主,副食次之,应包括谷类或薯类、动物性食物、奶类和豆制品、蔬菜水果四类食物。丁丁的早餐,只摄入了碳水化合物,缺乏优质蛋白质、蔬菜、奶制品等类。另,泡菜不宜让幼儿食用,盐分重,缺乏营养。因此,导致丁丁上午活动时容易头晕,应及时调整早餐,以防发展为低血糖。

(2)饮食中富含膳食纤维等帮助肠道蠕动的食物,补充足量的水分可以有效地防止便秘。食谱改进如下:

①增加绿叶蔬菜,水果;主食要搭配吃粗粮、杂豆;果汁应变为果肉;卤猪肝含盐高,改为炒或煮汤;饮水量要足够;早餐应营养丰富,优质蛋白质足量。

②具体如(参考):

早餐	八宝粥、白菜牛肉馅包子、煮鸡蛋
点心	橙子、曲奇饼
午餐	红豆米饭、青椒炒猪肝、清炒菠菜、冬瓜排骨汤
点心	酸奶
晚餐	猪肉韭菜馅饺子、紫菜汤

水平检测八

一、单选题

1.D 婴幼儿血液循环较差,血流多集中于头部和内脏,因此四肢温度相对较凉。

2.D 早期发现营养不良患儿最主要的措施是开展生长发育监测。

3.B 病儿可能患麻疹传染病,口腔两侧的是柯氏斑,是早期诊断麻疹的重要依据。风疹发热当日或次日即出现皮疹,但手心、脚心一般没有皮疹,故排除。水痘1~2天低热后出现皮疹,皮疹会变为水疱,故排除。手足口病口腔内会长水疱,而非斑,故排除。

4.D 医源性传播是指由医务人员在检查、治疗和预防疾病时或实验室操作过程中造成的传播。

5.D 缺铁性贫血是饮食缺铁所致,坏血病是缺维生素C所致,肥胖病是多食少动所致,只有腹泻是消化系统疾病。

6.D 带幼儿外出活动时及时清点人数,可防止走失幼儿;热汤盆放在幼儿够不着的地方,可防止意外烫伤;定期检修大型玩具,可防止垮塌伤害。

7.C 流行性脑脊髓膜炎、水痘多发于冬春季。

8.C 教师直接指导和间接指导相结合,给予幼儿每天适当的自主选择和自由操作时间。

9.A 直接用手接触触电患儿,会导致救助者也触电,应该用非导电物体分开患儿与电源接触处。

10.B 维生素A与正常视力、上皮细胞的正常形成有密切关系,缺乏维生素A可导致夜盲症,并发生皮肤干燥等症状。

二、名词解释

1.动力定型:若一系列的刺激,总是按照一定的时间、一定的顺序先后出现,当重复多次以后,这种顺序和时间就在大脑皮质上"固定"下来,有了规律。每到一定时间,大脑就知道某种活动该干了,干起来很自然;每当前一个刺激出现时,大脑就知道下面该干什么,提前做了准备。

2.易感者:对某种传染病缺乏特异性免疫力,被传染后易发病的人。

三、判断题

1.√ 溺水者救上岸后的应急措施:迅速清除其口鼻内的淤泥、杂草,松解内衣、裤带,倒提幼儿为其控水,检查呼吸心跳并做心肺复苏。

2.√ 紫外线消毒灯的消毒时间应不少于半小时。

3.√ 水痘、麻疹传染病,一次得病后几乎不再感染,具有持久免疫。

4.× 《幼儿园工作规程》规定,幼儿园应当投保校方责任险。

5.√ 咬伤后简单处理后,要立即就医,根据情况注射疫苗。

6.× 《幼儿园工作规程》规定,每日户外活动时间不得少于2小时,其中户外体育活动时间不得少于1小时。

7.√ 按照粗略公式推算法:身高=年龄×5+75 cm,5~6岁男孩的身高为100~105 cm。

8.√ 扭伤,先冷敷再热敷,包扎或抬高扭伤部位,以防二次受伤。

9.× 幼儿听力在发育时,音量较大的音频不能帮助其发展听力,反而会成为噪声,影响幼儿健康。可以多带幼儿听自然界的风声、雨声,以及轻柔的音乐,发展其听力。

10.× 感兴趣的事物能促使"优势兴奋"状态的形成,这是大脑的优势原则使然。

11.× 膳食中碳水化合物供给不足,会导致体内蛋白质消耗增加。脂肪虽然也能供给热能,却不是最主要的来源,且供给过多易导致肥胖。

12.× 菠菜中含草酸,草酸与钙结合可形成不溶性草酸钙,不利于钙的吸收。

13.√ 各餐的热量分配建议以早餐30%、午餐35%、午点10%、晚餐25%为佳。

14.× 细菌在37 ℃左右的温度下生长繁殖最快,温度越低繁殖的速度就越低。

15.× 使胸骨下陷2厘米左右。

四、简答题

1.答:①选择适合幼儿的食物种类;②计算各类食品的数量;③制订食谱;④讲究烹调技术,注意饮食卫生。

2.答:①安慰孩子,让孩子安静坐着,头略低,张口呼吸;②捏住鼻翼,压迫10分钟止血;③前额、鼻部用湿毛巾冷敷;④若出血较多,可用滴有麻黄素滴鼻液的脱脂棉卷塞入鼻腔;⑤若经上述处理,鼻出血仍不止,立即去医院处理。

3.答:①传染源;②传播途径;③易感者。

4.答:①多组织户外活动;②教会幼儿擤鼻涕;③保护嗓子。

五、论述题

解析:题目中涉及婴幼儿泌尿系统,具有的特点包括:由"无约束"到"有约束"排尿、尿道短,容易发生上行性感染、肾脏排泄代谢废物的能力不如成人。根据婴幼儿泌尿系统的特点不难发现,影响婴幼儿泌尿系统健康发育的各种因素主要包括训练排尿、防止感染、保护肾脏。因此,要促进婴幼儿泌尿系统健康发育,需从以下几方面着手:

答:(1)训练排尿好习惯。1岁半左右,即可以训练婴幼儿,使其有控制排尿的能力,同时要使幼儿养成不长时间憋尿的好习惯。应在幼儿活动前、睡眠前提醒幼儿排尿。

(2)注意婴幼儿外阴部的清洁护理。婴幼儿尿道短,若不注意清洁护理,容易发生感染,因此要帮助幼儿从小养成良好的清洁习惯。如厕后从前往后擦屁股,每晚睡前清洗外阴,要用消毒的毛巾和盆;另外,幼儿1岁左右,就不应再穿开裆裤。

(3)饮水量要充足。饮水充足,尿液形成后从上向下流动,对输尿管、膀胱、尿道起着冲刷作用,可以减少泌尿道感染。

(4)谨慎用药。幼儿肾脏排泄代谢废物的能力不如成人,要谨慎用药,并严格按照年龄段和体重规定使用药物剂量。

六、材料分析题

解析:本题主要考查预防龋齿的重要措施以及乳牙的生理功能。材料中幼儿园患龋齿的幼儿较多,调查发现,是家长的观念的不正确和支持不够。更多的家长认为乳牙不重要,还有部分家长不知道正确的刷牙方法。要预防龋齿,需要家、园同步,教师要从改变家长观念和教会家长口腔护理常识着手,具体策略为:

答:(1)不认同家长的观点。2/3的家长认为"乳牙反正会脱落,蛀牙没多大关系"。这种观念是错误的。幼儿乳牙具有非常重要的作用:①咀嚼食物,帮助消化;②促进颌骨的发育;③有助于口齿伶俐;④有利于恒牙的健康。因此,幼儿乳牙应当爱护,若发现有蛀牙应及早治疗。

正确的刷牙方法是采用顺着牙缝直刷的方法,刷上颌牙从牙龈处往下刷,刷下颌牙从牙龈处往上刷。

(2)材料中反映出家长对乳牙的认识不科学,家长的支持力度不够,因此预防幼儿龋齿,主班老师至少要做到以下两点:

①要在幼儿园帮助幼儿意识到乳牙的重要性,教会幼儿正确的口腔护理方法,如早晚刷牙、饭后漱口;不吸吮手指,不咬铅笔等。

②需要家、园同步,通过家长讲座、口腔科普知识墙等途径,想方设法让家长的观念更新改变,让他们意识到幼儿乳牙的重要性,掌握口腔护理方法,帮助幼儿养成良好的口腔护理习惯。